統合失調症あるいは精神分裂病

精神医学の虚実

計見一雄

講談社学術文庫

はじめに——精神病はただの病気である

精神分裂病、そしてその他の精神病は、ただの病気にすぎない。だから侮《あなど》りの対象にも、その反対の神秘化の対象にもするべきではない。卑《いや》しむべきでも崇《あが》めるべきでもない。これは当然のことだ。まして、この病気を扱う医者が人間の精神活動について何か特別の知識や指導性を持つかのように錯覚するのは大いなる過ちである。

読者にとって、以上の見解は当たり前のこととして聞こえるであろうか。我が国の精神科医療界では当たり前にはなっていない。その理由はいくつかあるだろう。ハンセン病とも共通する、差別・忌避・隔離への傾斜と、権力によるその強化が、要因の多くを占めることは言うまでもない。

ハンセン病も精神病も、「ただの病気」と言うには、あまりにも多くの意味をまとわされてきた。しかし、ここではそれ以外の要因を考える必要がある。ハンセン病は、とっくにその病理・病態が明らかとなった後でも、この要因が働き続けた。一方、精神分裂病においては、いまだに患者に対して「このような病気です」と説明できる力量を備えた精神科医は希有である。個々の精神科医の力量もさることながら、精神医学総体（全世界的にも）が、語るべき科学的な裏付けのある説明をいまだに持っていない。

さらに言えば、そういう説明が必須であるという認識すら、精神科医の意識からほとんどまったく抜け落ちていたのだ。「精神分裂病」という呼称は、密《ひそ》やかに近親者に告げられ、ほとんどの場合は本人に告げられることがない。そしてその先に待つのは、長期にわたる非自発的隔離入院生活なのだ。そういう治療セッティングの中で、説明と了解と納得に基づく「インフォームド・コンセント」の出番はない。なるべくなら病名は告げたくない――なにしろ、精神が分裂するんじゃャネ――のである。告げられたくもないであろう。

告げられる方と告げる方、この双方のばつの悪さを解消しようとして、二〇〇二年、日本精神神経学会は「精神分裂病」を「統合失調症」と呼び換えることにした。精神科医は「精神分裂病」という病名の持つ残酷さを百も承知しているから、この変更には反対しない。私も反対しない。

だがしかし、こういう言いやすい病名になったとすると、インフォームド・コンセントを患者から得る努力をしなければならない。精神科医はもう、ほっかぶりをできなくなったのである。だがその時、精神科医は「統合失調症とはかくかくの病気であり、それは脳のこのような働きの不具合により、平均的な経過はこうこうで、服用するクスリはこれこれである」という風に説明できるのであろうか？　実は、まだできない。それが、精神分裂病あるため統合失調症が依然として「ただの病気」になりきれない、大きな理由となる。これができないのは、「この病気がまだそこまで解明できていないからだ」と言うのは言い逃れでしかない。「解明できているのはここまでで、そこから先は、申し訳ありませんが分かりません」と言えばいい。

分かりやすく説明する努力が欠けているところでは、実は科学的説明の方も進みようがない。生身の患者とのやりとりのようなことから隔離された研究室で、そういう生臭いことは大嫌いな集団がいくら力んでも、結局「解明」などされないだろうと私は考えている。

二〇世紀に猖獗《しょうけつ》を極めた「精神分裂病」なる病名をせっかく衣替えするなら、その中身を説明しなくてはならない。それが二一世紀の精神科医にとって当面の責務となる。牛肉のラベル貼り直し事件があった。あれは、中身が違うのにラベルを同じだとしたから、またはその逆をしたから怒られたのであろう。精神神経学会の病名変更がそれと同レベルの行為だとは思いたくない。だが、それと同一視されないためには、「では、どういう病気なんですか？」という問いに答える用意がただちに要求される。

病気の本態がまだ完全には解明されていない状況での説明は、当然ある種の暫定的説明——「今のところ言えるのはここまで、将来この説明が修正・廃棄されるリスクもある」という形——になる。現在、強く求められるのは、個々の精神科医がそれぞれの責任で「私はこう説明する」という提示をし、それに批判・反批判を加えて、より真実に近いものに仕上げていく過程を開始することである。これから始まる講義は、その試みのひとつである。

本稿は二〇〇三年五月から二〇〇四年三月まで、千葉県精神科医療センターでおこなった一〇回の連続講義をまとめたものです。「海浜シンポジウム」と銘打って、筆者の「最終講義」のつもりで、センターのナース、ケースワーカー、若手の医師諸君および外部の古くからの友人の精神科医に聴講してもらいました。さらに、院外講師として、池田清彦早稲田大学教授、佐々木正人東京大学教授に講義していただきました。

喋ったものを原稿に書き直したので、多少ラフな印象を与えるかも知れません。感じが悪いところは、筆者の柄の悪さが出たものとお考え下さい。病気の実例が出てきますが、それぞれ本物のままではありません、加工されています。プライヴァシーの保護のためです。

目次

統合失調症あるいは精神分裂病

精神医学の虚実

第一回講義　決まり文句を疑う

ジャーゴン

まずは精神医学的な業界用語、隠語ですね、ジャーゴンの話から入ろうと思います。要するに業界だけで通じる言葉。魚屋が魚河岸《うおがし》のことを「河岸《かし》」って言いますね。それから八百屋は青物市場のことを「やっちゃ場」と言いますね。秋葉原で今空き地になっているけど、あそこに大きな青果市場があったんです、それを「やっちゃ場」と言ったものです。普通の人には解《わか》りません。魚の名前だって何だって業界の隠語があって、そこでだけ通用する。相撲の世界で「タニマチ」と言えば、スポンサーという意味だ。そういうような隠語というものがいっぱいある。精神医学にもあります。私は大嫌いだけど、「エス」なんて言ってますね。そういう業界語を、いくつか取り上げてみます。

「プレコックス・ゲフュール」

『自然体のつくり方』[1]、斎藤孝っていう超売れっ子作家の書いた本があります。ここに「プレコックス・ゲフュール」という言葉が出ています。患者に表情がないという話です。読ん

でみると、

精神医学者の木村敏は、「分裂病者との出会いに際して、診察者の心中にある奇妙な不安感とよそよそしさの感じが生じ、この感じはふつうに二人の人が出会ったときに生じるような流通路の欠如という事態と関連している。〈接近本能〉とでもよぶべきものとその表出が患者の側から一方的に遮断され、こちらからの接近が相手からの接近欠如によって阻止される」（『分裂病の現象学』・弘文堂、170ページ）という。こうした独特な感じは「プレコックス感」と呼ばれている。

私が駆け出しだった頃《ころ》は、「プレコックス感」「プレコックス・ゲフュール」という言葉は、非常に重視されました。「早発性痴呆」のドイツ語が「デメンティア・プレコックス」ですから、「一見して早発性痴呆らしい印象を与える顔つき」の意味です。

教授が診察して診断をつける、その時に我々が予診をとって、何か言え、っていうわけです。その時に、「プレコックス・ゲフュールがあります」なんて言いますと、「お、できるな」っていうことになる。教授が何て言うか。「お、あるか」って言います。

できない奴は「で、ゲフュールはあるのか？」「……はァ」「うーん……ゲフュールあるの？」「……」って。指導医が突っついて「プレコックス・ゲフュール！（小声）」って。

「‼」は、はい、あるようなないような……」。教授、そっぽ向いちゃって。ここだけ略して言うんです。「ゲフュール」って。

ゲフュールのあるなしを言えないんじゃしょうがないじゃないか、って後で指導医が怒られる。ゲフュールがあるか。「あ、あるか！　そうか！」……こういう感じですよ。ニコニコッとするんです。

これをこの本に引用された木村敏さんも踏襲しているんでしょう。この数行を見て「変なの」と思わなければ、何が「身体感覚」かよ。斎藤さんのこと尊敬してたけど、いささか興ざめです。

一番おかしいのは、実体として「ある」っていうふうに、歴代精神科医は思っていた。つまり、プレコックス・ゲフュールという症状を出す、実体的ななんらかの実物の原因があって、それが分裂病患者には共通にあるから、どの患者もプレコックス・ゲフュールっていうのを出すんだと。「それは何ですか？」って言っても、「それはまだ解んないさ」って。「それはまだ解らないけれど、脳のどこかにあるのよ」と、信じて疑わなかったんです。それを見逃すとはなんだ、と。だから実体的な、字義通りのものとして存在していると信じてたとしか思えないわけだ。もともとはそういうことじゃなくて、「丁寧に患者を観察せよ、そうして病気の感触をつかめ」というような教えだったのだろうと思いますが。

ドイツ人のブロイラーとクレペリン（後出）を読めば分かるけど、彼らの思考というのは非常に丁寧で粘り強くて、「これもあるしあれもあるし、これも考えなければいけないけれど、今のところはこんなところでしょうか」って、そんなふうな語り口をしているところが随所にあります。そういうものが日本に入ってきて、帝国大学の大先生から中先生、中先生から小先生って手渡される。我が母校あたりにいる先生は中先生のまん中くらいですから、まさに「ゲフュール……ゲフュール……うーん……」となっちゃうけれど、これは要するに、精神科医の方が感じる、そういうものを言っているだけで、実体としてあるんじゃない。だからやたらにゲフュールだなんてことに左右されない方がいいよ、って言ってくれれば、私の頭では中級教授の上くらいにのぼるんだけど。「うーん、あるか！　そうか、なるほど……」って、そんなアホなことがあるか、って、今でも思っています。

視線はどこか

ということで、この本にはこう書いてある。「プレコックス・ゲフュールっていうのがある」「向こうから何にも出てこない」って。これに対して私は「そんなことないよ」って言いたい。

仮にここにナース・ステーションのカウンターがあって、向こう側で患者がこっちを向いているとします。（次ページの図）それで俺が向こうを見て、視線を合わせようとする。軽く手で合図して。その時に、非常によくある反応があるんです。どういうような反応だと思

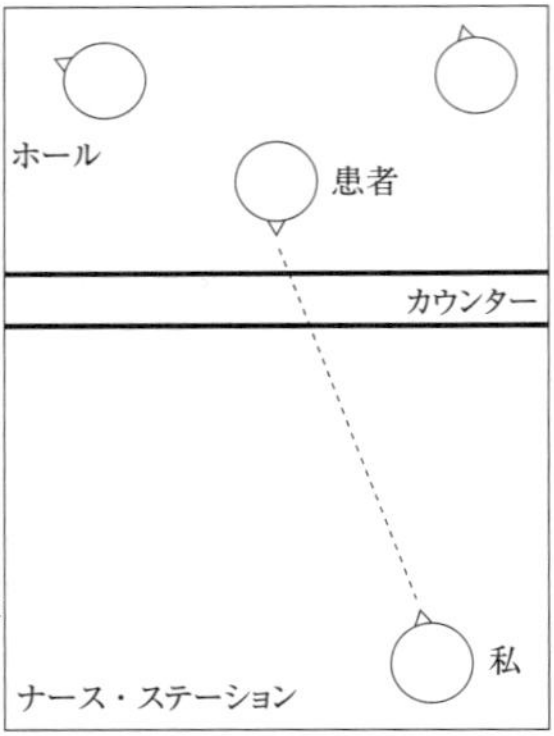

いますか？　向こうに人がいる、そういう人に合図を送ったりした時、どうすると思います？

　まず第一段階では表情を出さないんです。しつこく、ウーンってやっている。そうするとどういうことが起きるか。

　この人、後ろを見るんですよ。何故だと思いますか？　後ろに誰かいると思っているんです。つまり私の視線が、「後ろにいるX《エックス》に向いているんじゃないかな」と、「私あての筈《はず》がない」と、思っているわけです。「私に向けられたメッセージ」とは、一義的には思えない。そこでどう考えたかは知りません。うっかりニコッとして恥ずかしくないようにと思うのかもしれない。「この視線は自分あての物である」と思わないで、「私以外の誰かに先生は合図を送っているんだろう」と解釈してしまう。私は彼らが謙虚な人々だからだろうと思っています。「やっぱり先生は俺のことを見てくれた」じゃなくて、「俺なんか見てくれるわけないよなぁ」「誰か他の人だろう」と。こういう人たちだっていうことをまず一つ理解しておいて下さい。

笑ってみろ

分裂病の患者さんが回復してくる過程にいくつかの段階がありますが、とにかくたどたどしくて見ていられない、という時期がある。それでやっぱり、まことに空虚な表情としか言いようがない目つき、顔つきをしているんです。ぼーっとして、どこを見ているんだか解らない。その表情が、まさにプレコックス・ゲフュールです。

プレコックス・ゲフュールっていう現象は、あるんです。確かにそう名づけられるような表情というのは、あります。昔はそれを、「古くなった慢性の分裂病の患者の特徴だ」なんて言っていたけど、そうじゃなくて、急性期の回復期にあるんです。

私は長年精神科医をやっている間に、いろいろ当たったり外れたりする実験をやっています。通じるか通じないか。なんでこんなにポワーッとした顔をしているのかな、と思って。嫌ですからね、いつまでもそんな顔をされるのは。「おい、しっかりしろよ」と。もっと笑ったりしろって、言ってやりたいんだけど、それじゃあこの後で悪口を言う「ＳＳＴ」[2]になっちまう。

で、俺は何とかしてやろうと思ったわけだ。もう苦しまぎれに、笑っちゃった。笑いかけてみたわけ。大概は若いお嬢さんたちに対して。野郎のぼーっとしたような奴にはこういう実験はしたくない。まあ無理に笑おうとするのは難しいですよ。最初の頃は私もナイーヴだから、私も一生懸命柔らかい笑顔を作ったんです。もちろんさっきのような人だから、自分に笑いかけてるなんて思っていないから、少し戸惑うんだけど。後ろを見たって人はいないんだから、あ、私だな、って解るんです。そうすると、少しフワーッと笑うんです。フワーッと。はっきりした笑いじゃない、ある意味では気持ちの悪い笑いなんです。だからそれをジャーゴンでは何というのかというと、「空笑《くうしょう》」っていうんです。空の笑い。プレコックス・ゲフュールがあって、レーレス・ラッヘン（空笑のドイツ語）があったらもう間違いなしに分裂病だと、こういうきまりになってたんです。頭の中で声がしてそれがおかしくてゲラゲラゲラッて笑うこともこう呼びます。昔はうちの待合室でも、外来に来ていてゲラゲラッて笑うから、いた人はびっくりする。そういうものも空笑と言うんだけれど。それだけじゃなくて、いかにも儚《はかな》げなですね、非常に対象のない、ホワホワホワとした頼りない笑い方、笑い顔のことを、むしろ本来は空笑と言ったんです。

目を見ないのは誰だ?

つまりこれも、サブスタンシャルな、いわば実体としての空笑の素、空笑という症状を起こすそういう病変があるんだろう、って思って「空笑」っていう名前がつくんです。俺は違うんじゃないかなこれは、と思ったわけ。それで無理矢理笑顔を作って笑いかけてたら、そのうち向こうもニコニコし出したんです。何十人もこの実験をやりました。人さまの患者を捕まえて、治りかけの時に時々そういうことをチョコチョコッと、おせっかいしてるから、それを敵は覚えているわけです。一番大変な時期が過ぎて、いよいよフワーッとなった時に、俺の方がニャーなんて笑うと向こうはフワー、と。それでこのフワーッていうのがだんだん、本物のコミュニケイティヴな効果のあるスマイル、そういうものになるわけです。そういうものになっていって結末はどうなるか、さらに続きがあります。

終幕は外来の待合室なんです。外来の待合ホールの向こうの壁にベンチが置いてあって、「患者・お母さん」、「患者・お母さん」、時々は離れて「お母さん・患者」、と座っている。それ以外の組み合わせ、夫婦もあるし一人ももちろんある。みんなこっちを見てくれているから、俺は通りかかって向こうを見る。で、ここからが大事なところなんです。

……今言ったような、「お互いに笑い合うような関係」って、イヌイット語だと「性的関係がある関係」っていう意味だそうですから滅多に使えませんが、ここが肝心なところだとするとですね、私が歩いている時に、ぱっと視線が合うのは、患者なんです。例外なしに。その人たちは、私と笑い合った人たちなんです。それでニコッとするんです。ごく自然に。

プレコックス・ゲフュールがあるのは患者様以外の人々です。どこ見ているんだか解らない視線。知らない人だし、まあ院長らしいからなるべく見つからないようにしようと思うのかも知れない。ずーっと空っぽの顔が並んでいる中でね、ピカピカピカピカ、と光っているものがあって、それが全部患者なんです。暗夜の灯台のごとしです。普通の人たちは昼間の灯台。私はそこまで経験して、それで「分裂病者は目が合わない」って言う奴は殺してやりたいわけ。「目が合わないから目の合う訓練をする」だと？　それでＳＳＴで保険診療費取るんですか?

SSTのあほらしさ

ここでちょっとSSTの話をします。私にとってはひどくあほらしいような体験でした。私ははじめ〝Super Sonic Transport〟の略で超音速旅客機のことだと思っていたんですが、そうではなくて〝Social Skills Training〟つまり「社会生活に必要な技倆《ぎりょう》の訓練」です。このSSTという考え方は、「病院の開放化」をして地域に一緒に出て行き、その中で色々困ったわね、という体験から出てきている。良くも悪くもウイングやクロウ(後出)や、その仲間や後継者たちの流れから出てきているんだと私は思います。

ところが日本では、肝心なディンスティテューショナリゼーション(脱施設化)、つまり自分のところの慢性の患者さんの処遇を変えて、自由にして、一緒に出て行くという実践をやったことのない人が、SSTを持ち回るんです。あるところで精神保健指定医の講習会がありました。大きな病院の院長さんが「SSTはこういう風にやるんです」と言ってビデオを見せてくれました。

一〇坪ぐらいの部屋があります。向こうにドアがあって、部屋の真ん中に診察机があります。そこにその院長先生が座っておられた。先生の椅子は立派な椅子です。そして、診察机の向こうには婦(師)長さんらしき人が控えています。向こうにあるドアが開いて、比較的若いナースに引率された、私のよく知っている人々、昔から私のお友だちだったような、明らかにずいぶん長いこと収容されましたね、ということが一目で分かるような患者様たちが五、六人入ってきました。引率されて、ぞろぞろとドアのところに並ぶ、そこにいる婦(師)長さんが順番に院長さんの前に誘導する。これは比較的小さな椅子です。「あなたはまっすぐに目を見てお話をしましょうね」とか「この前より目が合うようになりましたね」なんていうことを言われている。で、これがSSTの訓練だ、というんです。その院長はよくやっている精神科医で、地域内にもいろいろな施設を持っていて、私は病院としてはまあAクラスの民間病院だと思っています。それでも、患者たちがぞろぞろと列を作って従順そのもののお行儀でうなだれて入ってくる。先生の前に一人ずつ呼ばれて、残りは待っている。そういう境遇に置いていることを問わないで、「目を見て話せ」はないだろう、というのが私の感想でした。

そうして、この先生もその講義で「分裂病の患者さんは陽性症状がなくなっても、陰性症状が残存しているから、こういう訓練は有効だ」と主張されていました。

「目を見ない」のウソ

このビデオを見せられて腹が立った理由が、「分裂病の患者さんは目を見ない」というのはウソっぱちなんだということです。まったくのウソ。見ていないのは精神科の医者の方。

私は四〇年間この商売をやっていて、三〇年目くらいにやっと気が付いた。これがさっき話した「空笑」に対する実験の話です。

有名な『Surely You're Joking, Mr. Feynman !』（邦訳『ご冗談でしょう、ファインマンさん』[3]）っていう、素敵なエッセイがあります。ファインマンっていうのは、マンハッタン計画で原爆を作る仕事に参画した原子物理学者で、後でノーベル賞をもらいました。凄《すご》く優秀な男です。その自伝を読んで僕が呆れたのは、あっちの大学こっちの大学と引っ張られて、ついにある大学から白紙の小切手をもらうのを断った。なぜ断ったかというと、そんなものをもらったら必ず東海岸と西海岸にマンションを買ってね、あっちにも一人、こっちにも一人、って女を囲うに決まっているから、それが恐ろしくなってそんなことはやめた、って。なかなか面白い先生です。他のところでは、どうやって女をいきなり口説くか、会ってその晩モノにするにはどうしたらいいか、って、そんなことまで書いてある。

この大先生が、戦後すぐに職に就《つ》けたかと思ったら、いろいろ手違いがあってうまく行かなくて、原爆がいらないから失業しちゃったんでしょうか、徴兵検査を受けなくてはならなくなった。そうしたら、不合格になっちゃった。何が不適格になったのかというと、精神科医の診察があったからだと書いてあります。精神科医が診察した。それで彼は、「俺は精神科医が大嫌いだ」と。なんで「精神科医が大嫌い」かというと、「精神科の医者っていう奴は、人の顔を見ないで、下ばっかり見て字を書いているから」なんだ。「ちっともこっちを見ない」と。

「……ですか、……ですか」って精神科医が言うからね、「イエス」って言っていた。腹に一物あるからというのもあるけれども、「いない人の声が聞こえますか？」と質問された時、ファインマン先生はその一年前ぐらいに奥さんを亡くしていたので「自分は眠る前に毎晩、女房の声を聞いている。だから、イエスだ」と、「ええ、話しますよ、毎晩ですよ」って答えました。そうしたら医者は何かに○をつけたんだと。「多分あのせいで俺はドラフトを外れたんだ」と書いていますけれど。

それではねられちゃう。抗議はしなかったんです。この人はよく抗議をする人なんだけれど。ファインマンが気が付いているように、「見てないのは精神科医なんだろうが！」と、私は非常に言いたいわけなんです。患者を見もしないでカルテばっかり書くな、というふうに思います。

我が国の精神科医だって同じだよ。カルテばっかり見ていて、患者の目を見ていない。先ほど述べた経験から、私は「分裂病の患者が人の目を見ないなんていうことはウソっぱちだ」「見ていないのはお前たち精神科医だ」というふうに常々思っていましたので、それを訓練する？　ＳＳＴで訓練するとは何事だ？　と、非常に腹が立ちました。

ここを書いてからの年月の間に「電子カルテ」なるものが普及して、医者はコンピュータ画面だけ見て診察するようになった。

生得的な笑い

昔、神戸大学に黒丸正四郎《くろまるしょうしろう》さんという教授がいました。この人は京大から行った人で、児童精神医学の凄くできる人でした。天才的な学者でしたね。ある時期、俺たちは暴れたから、児童精神医学会を粉砕したりしたから、当時は怒っていたと思います。そのずっと後に神戸のバーで一緒に会って、その時に再確認した黒丸学説っていうものが俺の頭の中に残っていた。

黒丸さんは赤ん坊の精神発達を研究した人です。彼が当時なんて言っていたかというと、人間の赤ん坊には四つしかできないのだ、と。生得的に持ってきたものは四つしかないと。何か。「泣くこと」だと。それからおっぱいを「吸うこと」だと。吸い付いちゃうっていう反射。それともう一つは「抱きつき」反射っていう。だから、泣くことと、吸うことと、抱きつくこと。もう一つあるのは何かというと、ホワホワホワとした「ヘンな笑い顔」だと。見ていると、これが笑いかよ？　というような、とても不思議な笑いであると。この四つが人間が生まれた時にこの世に持ってきたものですよ、と昔教わったことがあります。どこかの学会で講演したのを聞いたんです。

三〇年経って、神戸のバーに黒丸先生がいたから、それで、「俺は先生の言った四つのことっていうものを覚えています」と。こっちは不良だからね、敵も不良だって解っている。

でも、先生は全然ディフェンシヴではなくて、「こういうことをおっしゃいましたよね」って言ったら、「おお、そうだよ」と。よく覚えていてくれた、っていう顔をしてくれました。「あれ間違っていませんか」って言ったら、「間違ってなんかないよ、あの四つは絶対にそうだよ」って、先生は最後、えらくご機嫌になっちゃったけど。その四つの生得的な能力っていうものがあると。そして、すべてはそこから発達していくのだ、という学説があって。私はたぶん、本当だろうと思うんです。

患者の方にも、将来スマイルに発達していく潜在的な何かというものがあって、それに笑いかけることによって、それが本当のスマイルになっていくのではないかな、と考えていたので、それと同じではないかと考えたんです。つまり、ある意味気持ちの悪いフワーンとした笑い顔なので、赤ん坊のものと同じかな、と思って、思い切ってこっちは爺さんなのにですね、ニコニコ笑ってみたら、素早い反応があって。それができていったら、それが後々まで残って、「目が合わない」なんて嘘だよということ、こういうものをエビデンスって言うのだと思うんですけれど。そういう経験をしました。この笑い顔などの話は後の方でも出てきます。

「佇立」

ジャーゴンであまり好きではない言葉。好きではないというよりも、どういうふうにこういう言葉は使われるのかということを考えてもらいたいのですが。この字（「佇立」）を読めますか？　訓ではたたずむ、音読みでは？　……知らないよね、みんな。知っているわけがないんだよ。

　これ、「ちょりつ」って読むんです。よく慢性病棟なんかだとね、廊下のその辺にね、首をちょっとかしげて頼りなさそうに立っているんです。向こうを向いて、斜め向こうを。声を掛けてもらいたいんだろうな、って私は思うんだけれど。だけどそれを表現できない。だからこうやって立っている。今でもいるだろう。国立療養所でね、主任の看護師さんが、「患者さんをちゃんと見たとおり書け」って言うから、新米看護師が「Xっていう患者さんが廊下にぼーっと立っていました」って、その通りに書いたわけ。先輩の看護師から怒鳴られたの。「あれは《佇立》っていうんだよ！　《佇立》って書け！　消して書き直しなさい！」って。「分裂病の症状じゃないか」って言われた、っていうんです、見習い新米看護師さんが。これもやっぱりプレコックス・ゲフュールと同じで、「《佇立》っていうのがしっかりした精神医学的な症状名であって、それがあるのが特徴なのであって、それはきっと実体的なこういうことを起こす病変があるんだ」と。「そういう大事な概念なのだから、ぼーっと突っ立ってるなんて書くんじゃない、馬鹿」と。そういうところからよく出てくる論文では「患者様が佇立して」とか書いてあるんですかね。

　恐らくこれだって、病院の比較的頭の柔らかい精神科医は、「そんなのお前、佇んでいるって書けばいいんだよ」って言うと思う。まして教授に至っては「佇立ってお前、そんな古い言葉をまだやってるの」なんて言うだろう。だけど、悪いけど「末端」という言葉を使わせてもらうと、一番ヒエラルキーの下にいる職員には、これが生きてるんです。「佇立」っていう言葉を知っている、というのが組頭で、それを教えてやる。それをしっかり学ばせて、舎弟に教えなければならないというのが生きて、ずっと化石の如《ごと》く残っていく。それが結局ある意味では階級的な支配の道具になる。

だから、上級・中級・下級と階級がしっかりしている社会ほど、これが多いでしょう？タタキだツッコミだ、って言っているのは。こっちもマッポだなんて言っているけどさ。あいつら、隠語が多いよね。そういうジャーゴンっていうのは、あるところで固定して、それがいろいろな社会的な符丁として、いろいろな役割を果たしている。結局それでギューッと圧《お》し潰《つぶ》されるのは誰かといえば、ただぼーっと立っていただけなのに、「佇立」という分裂病の症状がまだ治っていない、と言われているかわいそうなお姉ちゃんなんです。これがまず、一つ。

音楽療法

同様の現象はまだまだある。私が三〇年ほど前に、三日かそこら通ったことがあるところについて。精神神経学会の作業療法の調査で行ったんですが、とにかくあれほど寒い病院っていうのは経験したことがありません。今話していても凄く寒くなってきちゃった。当時まだ、慢性病棟には火が入っていませんでした。精神病院で畳の病室に三〇人も入れてね、そこに火が入っているなんてことはずっと後のこと。当時開放処遇の旗手だった私たちの同和会千葉病院でも石油ストーブを入れるので大騒ぎしたんですから、まして国立療養所なんて、まず火は入っていない。もう春先だったけれど、その寒さは骨身に沁《し》みるほどです。ただ物理的な寒さだけではないんです。

　そこで目撃したのだけれども、音楽療法っていうものがある。私たちは作業療法なんか止めちまおう、っていう主張をしていたんです。「いつまで患者をこき使う気だ」という批判で「作業療法反対」とやっていた。その調査だと言って乗り込んだら、そこはもう国立療養所だから、当然受けますって言う。行ったらまあ、入り口で嫌になっちゃいましたよ。だいぶ古ぼけた感じの療養患者さんが、下足番やっている。広大な療養所なのに靴を脱いで、スリッパに履きかえるの。それで靴を預けると、「五円です」なんて。預け賃五円ですって。それが「作業療法」。今は一〇〇人か二〇〇人来るけれども、当時は一日一〇人来るか二〇人来るかだから、五円あげたって一〇〇円かそこらにしかならない。それで厨房と食堂の下働き労働は大部分が患者様の作業療法でした。これが一回出ると二〇円か三〇円。そういう世界……それはまあ、どうでもいいんですが。

　そこの作業療法で、音楽療法を見ていけとおっしゃる。私は拝聴しました。毎週日曜日、二〇人ぐらいの人数が小会堂に座って、それで所長様がオルガンを弾かれるの。そこの音楽療法の先生が、指揮をする。患者様がトライアングルを「チーン」って叩く。それで、いい曲ですよ。私は今、旋律は忘れちゃったけどね、短いんだけどね。み空に鳥の声す、見よなんとかで、そこに鐘の音が響いてくる、と。要するに神をほむべきかなと、賛美歌の一章だと思うんだけれども。この短いフレーズが二つか三つ。それを二曲ばかりやって、それでおしまい。三〇分もかからない。それでみんな病室へお帰りになる。今日は音楽療法だったから、作業療法がないからいいや、なんて少し元気なおばあちゃんがそう呟いてる。「まったく同じ曲を三〇年やってる」って言うんだよ。笑いごとじゃないんです。

私は別に怒りもせず「ハァ〜、大したものでございます」って言って帰ってきました。若い時代はずいぶん我慢強かったと思います。そういうところで起きていたことです。「佇立」も。

「病識」

似たようなものとしては、「病識」ってのがあります。「病識がない」っていうの。「病識」ってものが本来あるべきものだ、それが抜け落ちちゃってる。それじゃあどうすればいい？　「病識」をすり込めばいいのか？　それとも「《病識》再建術」っていうのでもやるか。「《病識》注入術」でもやるんでしょうか。私はいつも「病識」「病識」って言う奴を捕まえて、「お前、《病識》あんのかよ」って訊《き》くことにしている。みんな嫌な顔をして「俺、病気じゃねえもん」という顔をしている。

己《おのれ》の欠点とか、自分の至らぬところとか間違いとかを、隅々まで明らかに内省して、それを言える人なんてどこにいるのか。絶対いません。明々白々な大間違いをやった日本陸軍の軍人だって、「俺は間違ってねえ」って言った人が八割以上だったんだから。無謀な作戦をやって何十万という部下を殺して、それでも反省なんかしないのが人間です。振り返って「ここが駄目だった」「あそこが駄目だった」なんていうのは、稀なことだし、これからは改めようなどと考えるのはもっと稀です。それをどうして患者にだけ求めるのか、って私は思うわけ。

この病識を〝Einsicht〟と言います。英語だと〝insight〟、英語にすると途端に柔らかくなる。つまり、「自覚」とか「内省」というような普通名詞ですよね。それで、「自分が病気だということをなかなか認めない」と。その思考の歪みや、そのとんでもない思い込みが病気なんだ、っていうふうにはなかなか思えないというだけのことです。

「お前、《病識》あるのかよ」って言って話が通じないのだったら、「お前、自分が夢を見ている時、自分は夢を見ているって解るのか？」って聞きます。解らないんです。目が覚めてから、ア夢だった、と思うんです。では訊くけれど、変な夢を見てね、目が覚めた時に、その夢を反省しますか？「あんな変な夢を」、つまり「夢みたいなものを見てしまって、なんて僕は駄目なんだろう」なんて、誰が反省しますか？　こうこうだから、「あんな変な夢は見ないようにしましょう」なんて、誰も思わない。だけど分裂病の患者にばっかり「病識」「病識」って、「病識」を振りたてて……何十冊とある「《病識》論」。論文の数だけでも山ほどある。「病識」を論ずる、ちょっとそういうのはついていけない。「病識」っていう言葉ははっきり言って、あんまり好きではありません。しかも「患者は《病識》がないから」って医者のやっていることを正当化したりするのに使われるのは、大変困ったことだと思ってます。

何がなんだか解らないうちに救助される

「えー、私は病気でした。とんでもない思い違いをしていました。先生、ナースさん、ありがとうございました。本当にありがとうございました」って言う人が長持ちするでしょうか？　退院してから三ヵ月経たないで舞い戻ってくる人は、このタイプに多い。「いやあ、本当にお世話になりました。ありがとうございました。僕は本当に、何を考えていたんだろう！　もうすっかり治りましたよ！」――私はもう絶対こう言う、「またすぐ戻ってくるよ」って。

では、実際のところではどうかと言ったら、ごく実用的に私が求めるのは、「お前、困っていたよ」と。「何がなんだか解らないけれども、うまく説明できないけれども、非常に困った状態にいたよね」、と。「ええそうです」と――まずこれが成立するかどうか。「今は楽になっているよな」「うーん、そうですね、まあ、どっちかと言えば」――これ、「どっちかと言えば」なんていう言い方をする人は、かなり頭が柔軟だから、適応はうまくいくだろうと思う。次に、もしつけこむことができるならばね、「あんな苦しい状態から楽になったのはお前、誰のおかげだと思ってるんだ」。で、当然言いますよね、「あ、先生」。「違うだろ。先生じゃないだろ。先生じゃないぞ。――ナースだろう?」といつもそう言ってます。「感謝したかったら、する相手はナースだよ」と。「ナースって、親切で力強くってさ、あてになるって思うだろ」って。

「じゃあ今度困ったら一人で考えないで、ナースがいるところへ飛んでこい」と。「一人か二人、仲のいいナース、いるだろ?」と。大体もういるわけですから。で、「困ったら夜でもいいからここへ電話しなよ」「うん、する」。

こういうことが、曖昧な形であってでもかなりの確信をもってできれば、「病識」なんかなくたっていいし、「病識」とはそういうもんでしょう。あてになる「病識」というのはその程度のことです。だからそこに持っていくためには、そういうことを言える関係が作られなきゃならない。苦しかった時に助けてくれた。つまり、苦しい時期を経過して、今は楽な状態になって、そこに人が介在していた。誰だか解らないけれども白衣を着た奴がいて、うろちょろしていて、ひとのお尻を拭いてくれたり、飯を食わせてくれたり、傍《かたわ》らで語りかけてくれたという、これは残るわけです。その時に「私が精神分裂病になって病院に入ったら、ナースが優しい看護をしてた」なんて、誰が思うか。何がなんだか解らないうちに救助される、っていうのが一番苦しい時には、本当だろうと思う。遭難した時なんて、遭難してハッと気が付いた時にはもう病院にいたという体験でしょう。その間どうしていたかなんてわからない――病気は全部そうだと思います。そこで、助かった、助けられた、助かった、助けてもらった――別に、感謝してもらわなくていいです。そこから先は、感謝しなくていいんですが、今後は協力関係を続けていきましょうよ、ということが成立するためにはどういうやり取りが必要か。どういう看護が必要か。

そういうことを確立していくのに、「お前病識がない」ってなことを言っていることがプラスかマイナスかを考えるべきです。これがプラグマティックな発想だと思います。もちろん、少数、非常に妄想の強い人がいて、しかもそれに衝動的な傾向の強いのがくっついていて、まあ非常に難儀なのがいるわけで、どうしてもそれを自分の誤認識だと思えない。そういう時に確かにそれは一つの術語というか、説明概念として、「この人は病気なんですけれども、自分が病気なんだって解らないんですよ」、「専門的に言えば《病識がない》って言いますけれども」、という程度のことは必要かも知れませんが。蔭に回って裏の方で「あれは病識がないから困るんだよ」「そうだよな」なんて。それはまさに、隠語であり業界用語としてはいいのかも知れないけれども。あんまり表舞台にそれが出てくるようなことは、幸福な事態じゃない、と思います。表現として使うな、というわけではありません。

「ただならぬ気配」

この似たような例というのはですね、いっぱいあるんです。つまり、言葉が独り歩きして、それがあたかも分裂病のしっかりした症状で、実体を持った固まりとして存在するかのごとき錯覚っていうのは、よくある。

ついこの間も、分裂病の話を二時間ぐらいパワーポイントを用意して、始まりから終わりまで丁寧にやった。そうしたら、質問した精神科医がいた。「先生のお話は大変楽しかったです。で、先ほどのご説明ですとその、僕らが分裂病の患者さんを診《み》た時の《ただならぬ気配》というのはどう説明されるのでしょうか」って。「ただならぬ気配」を説明しろったって知るかよ、と私は思ったね。「ただならぬ気配」をお前が感じているだけだろうが。だから俺は「《ただならぬ気配》なんて感じないよ」って。「ただ患者は凄く怖がっているな、とは思うけれども」って答えました。

この人は「ただならぬ気配」っていうのを、誰かの著作で読んだかして、「これぞ！」って思ったんでしょう。「ただならぬ気配」――普通「ただならぬ気配」っていうのは、隣の部屋から「ただならぬ気配」がしたら男と女がなんかやってるんです。それを「ただならぬ気配を脳機能で説明しろ」。「ただならぬ気配」はつまり、患者さんが怖くて怖くてたまらない気持ちでいる、ということを示している。怖いのは、次にどうなるのか、事態がどう変わるのかまったく読めないので、どうしていいか解らないからです。だから動けない、非常に困って、非常に怖い、だからいつ爆発するか解らないぞ、っていうことなんです。それを「ただならぬ気配」――どうやって説明するって。つまり、うっかりするとみんなそういうふうになっていく、ということを申し上げたいわけです。

ブルート・ファクツ

私は「笑う関係」に関連して、「微笑みの原基」って書いたことがある。[4] この、人間の場合四つあるっていうものを、例えば私は「原基」だって言ったんだけれども、こういうことを〝brute facts〟と言っている人がいるんだそうです。あらゆる生命は、あらゆる植物も動物も、生まれた途端に持っている、それこそ生得的に持っているものがある、と。

例えば、植物をよく観察すると、必ず回っているんだそうです、葉っぱの先が。植物の根も、何かに当たると必ずどちらかに回る、そういうものを持って生まれている。あれがブルートっていいます。「野蛮な」とか「乱暴な」とか「粗雑な」っていう意味です。つまり「素材的な」――私はここでは「素材」だろうと。マテリアル的な、加工されていない鉄鉱石みたいな、そういう「ブルート」な「ファクツ」を、あらゆる生命は持って生まれてくる。「始源的・源泉的事実（群）」とでも訳しますか？　例えば、植物があやって大きな木になって茂っていくもとになるのは、葉の先端が回旋しているというブルート・ファクツから生成する。ミミズは土の中で動いていく。モグラは穴を掘っていく。そういうことは、その〝brute facts〟と、環境がぶつかってできるんだ、と。ある適応的な行動というか、その人の行動、植物が天に向かって伸びていくとか、ミミズが穴を掘っちゃう、土を食ってうんこをするのが地球上の土壌であるとか、そういう建設的なことを皆さんなさっているわけです。

だから、〝brute facts〟は確かに生得のものだけれども、それと環境が出会ったことによって、生じてくるものは、決して生得のものではない。生得の対概念というと、「習得」です。だからよく生まれか育ちか、ジーンか環境か、「分裂病っていうのはもともと持ってくるのか、後からなったのか」って、つまんない議論がずっとありました。

「生得」対「習得」？

こういうふうに考えていくとですね、「生得」対「習得」という二項対立は、意味がない。生得のものがあって、それがその環境に合うことによって、ある行動パターンができる。行動パターンというか、生命パターン。生活パターンができる、というのが真相であって、それは不即不離の関係のものである。だから二つに分けることは間違いである、ということになる。生物学者、マイケル・ギゼリンっていう人が一九六九年にこれを〝brute facts〟と名付けた。佐々木正人先生の本には、「辞書をひくとブルートには『理性のない、動物的な、凶暴な、野蛮な』などの意味があるが、（ポパイの恋人のオリーブにくっついてくるいやらしい水夫ね、あれもブルートでした――筆者注）これは『理性、人間、文明』のようなことをいちだん高いものと見なす進歩主義に色づけられた訳語だろう。ブルートの本来の意味は『ありのままの』とか『加工されていない』というようなことだろう。ブルート・ファクツとは生きものに、この世界に出会う前にあることである。生きものがこの世界でしか運動を開始しないことを考えると、ぼくらがありのままのブルート・ファクツに出会うことは困難である」と書いてあります。

そうすると「生得」とか「習得」っていうのは一体何なんだろうということになる。この二分法は正しいのかとなってくる。分裂病の成因を考える時にもこの二分法が果たして正しいのか。これは「正しくありません」というのが正解。これが何によって正しくないかというと、まさに同じことが人間の脳にも起きているわけです。

ご承知の通り、ニューロンは生まれた時から一年の間で十分の一に減ります。死滅します。大量虐殺が起こります。その代わり、ニューロンのつながる部分である、シナプスが猛烈に増えます。細胞がだーっと減って、コネクションががーんと増えるわけです。その間に、失ったものの代わりに新しくネットワークができる。そのネットワークを利用して、またネットワークができる、という、非常に複雑な関係がそこで生じてしまっているから、生まれつきどうのこうのって言ったって始まらない。

お母ちゃんが笑いかけてくれる。それを見て、ふわあ、とやっていたのが、ニッコリになる。ニッコリになれば、お母ちゃんは嬉しいからもっと笑う。もっと笑えば赤ん坊だって嬉しいからもっと笑う。お互いにこうやって、楽しい母子関係というものができる、という話です。だからそれはどっちがどっちなのよと言ったって、これは分けられない。そういう関係の中で、さっき言ったようにニューロンが十分の一に、物凄い数が減るわけですよ。そして、その何倍ものネットワークができる。

神経細胞、ニューロンには、一個に多いもので一〇万単位のシナプスが付いています。シナプスっていうのは、繋《つな》ぎ、連結点です。ニューロンの連結点というのは、運動神経細胞の場合には一〇万から二〇万が付いているっていうんですから、物凄い数です。ニューロンの数は一五〇億とかある。だからとてつもない天文学的な数のシステムです。それが環境とのやりとりによって、持って生まれたものから「笑い」に育つこともあるし、「なんだか変な笑い」に留《とど》まることもあるでしょう。だけど、それはまさにこの二分法ではなくて、同時的にどちらが欠けても成立しないんだ、ということが、今後この論を進めていく場合に、ひとつの重要なポイントではないかな、と思います。

ハンセン病と分裂病

「精神分裂病はただの病気だ」ということを、私ははっきり論証したいと思っています。「もう、ただの病気だってことになってるよ」と言われるかもしれないけれど、私はなっていないと思います。ハンセン病の場合は、はっきり病理と病態がわかって、しかも治癒可能だという科学的な真実を前にしても、差別と偏見と隔離収容はやまなかったわけです。精神分裂病は統合失調症と名前を変えましたが、これについても「ただの病気だよ」と、世間に対して言えるところまで我々は来ていない。ましていわんや、ハンセン病がこうむった差別や偏見と類似のものに抵抗できるだけの疾病概念を持っているとは思えないのです。

　偏見と差別――というよりも迫害の歴史を、精神分裂病は負っています。そういう被迫害の歴史は、ハンセン病とも並んで語られてきました。

『砂の器』[6]っていう松本清張の小説があります。ある青年が音楽家としての成功の寸前にですね、昔を知っている恩人が現れて、殺してしまう、っていうのが発端。なんで殺したかっていうと、彼は父親と二人で放浪していた。山陰の日本海沿いの村々を。なんで放浪していたかっていうと、原作にははっきり書いてあるんだけど、父親がハンセン病なんです。それで村々を追われていたところを、親切な警察官が助けてくれたことが発端にある。ところがこれがですね、前（一九七七年）のテレビドラマ化では、「精神病」になっていました。今度（二〇〇四年）のドラマ化では何になっていたか、何やら曖昧になっていて、死刑囚であったという風な話に変わっている。熊本の温泉での事件[7]のあとだからこそ、原作者の社会的意識を共有したドラマ作りをすべきでした。やっぱりハンセン病と、分裂病、あるいは早発性痴呆というのは、依然《いぜん》私たちの無意識のうちでは、そんなに「ただの病気」にはなっていないということです。

ケガレを恐れる日本人

そういうことを言うのには、もう一つのことがあって、日本人は汚れたものとか汚いものとかを「汚穢《おえ》」って言いますね。心の中に汚穢への恐れとか恐怖というのが非常に強い。そのことと、もう一つの社会的な差別である未解放部落への問題とが、実は非常に深いところで結びついていて――これもまた、今はかなり変わってきたらしいんですけれど――依然としていくつかの悲劇を生んでいるということがあります。それらに共通しているのは、ある特定の対象をですね、非常に怖がるということ。穢《けが》れが怖い。例えば王朝時代、平安時代に家の中から死人が出ると、その家の大将は宮中に出仕できない。政治に参加できないから、その下女が死ぬちょっと前にそーっと「まだ病気だ」とか言ってですね、加茂の川原に捨てに行ったっていう、こういう事実がある。これは直接聞きました、研究者に。それぐらい、汚れとか穢れというものは嫌われていて、そのラベルを貼られた階層の人々は、ひどい目に遭ってきました。

だけど一方で、常にこういう現象には逆のことも伴っているんです。そういうものは非常に嫌なもので怖いもので隔離しなければならないけれども、一転場面が換わると、祭壇の上に持ち上げられる、崇められるっていう傾向があります。その証拠には、日本の天皇が死んだ時に――昭和天皇の場合は違いましたけれども――棺《ひつぎ》を担《かつ》ぐ集団というのがあります。これは「八瀬《やせ》の童子」といって、京都の北の方にいる集団ですが、この人たちは歴史的にはいわゆる「被差別賤民」です。つまりそこのところでは、天皇と非常に強く結びつくだけのパワーを持っている。[8]

『「隔離」という病い』[9]という本があります。この本では神谷美恵子の「生きがい」論の批判に多くのページが割かれていますが、私がここで批判するのはハンセン病患者に奉仕した医師たちです。

私は例えば、ハンセン病において、光田健輔《みつだけんすけ》[10]とか、専門家の人たちが、ある意味で祭壇に祭り上げられて、気の毒な差別の対象であるこの人たちを救う医者、仕える医者という役割をとった。そのことによって、ある意味では「祭司」、宗教的な司祭のような地位を獲得して、それが結局あとあとまでもあの問題を解決させないことに繋げていった事情があるように思います。光田健輔も『小島の春』[11]も隔離収容の推進者として有責です。『小島の春』っていうのが実は大変な誤りだという話を、四〇年以上も前から私は聞いていました。法が廃止されたのがその三〇年後です。

分裂病は高貴?

精神科領域でも、分裂病という病が何やら神秘的で、神性というか、不思議性、神秘性を帯びたものに祭り上げられていって、精神科医の中には「分裂病は高貴な病だ」と言う人がいっぱいいいた——今もいるんです。ある人は「分裂病は天を見ている病気だ」と。「それに比べて躁鬱病は地べたを這いずり回っている」と言いました。

それはないだろう、と私は思いますね。その先生は真面目な人だし、私は個人的には尊敬しているけど、そう語ることによってある種のマーケットが成立してしまうことにつながる言説だと思う。

とても怖いもの、それに仕える人。みんなから恐れられているものに取り組む人。ある病気の人たちが特別に差別される対象になるものだから、これに仕えているプロ、この人たちを治しているっていう人たちは、特別地位の高い神秘的な存在であるかのごとく錯覚されている。だから「私、精神科医」っていう奴らが、聞かれてもいない変なことに全部論評を加えている。国際紛争がなんでお前にわかるんだ、というような人が堂々たる託宣《たくせん》を垂れる。「精神科医」と称するだけで何でも意見を求められておしゃべりすることが、立派な一つのマーケットになっています。

マーケットを獲得するっていうのは大変なことだから、私は彼らを尊敬はしますけれど。だけど、彼らが崇められる分だけ、バランスとしては我らの「ただの病気」の患者である人たちは何やら特別視され、何やら差別されて、テレビの見てないところでは「シッシッ」と言われているに決まっていると、私はそう思っています。だから「ただの病気」だっていうことには、そういういくつかのことがあるということを、強調しておきたいと思っています。ただの病気のただの医者の方が、私は気楽ですから。

第二回講義　精神医学に潜む虚妄

精神医学は時代遅れか

二一世紀に入ってもう四年経ちました。これから精神医学はどうなっていくのか、精神医学というものがこの世紀を生き延びるのか、私にとって、今気になっていることです。医学がなくなるということはなさそうですが、医学の中の一科として果たしてとどまるのかどうかは、とても疑問です。

一九九七年にデトレーとマクドナルドという人が雑誌「Archives of General Psychiatry」のエディトリアルに書いた論文をちょっと紹介します。

これはひどく意地悪な論文でして、〝Managed care and future of the psychiatry〟、「マネージド・ケアと精神医学の将来」というタイトル。これは九七年ですが、その一〇年前にもこの二人は同様の論文を書いています。なんと、「精神医学は今や、アポトーシスの時代を迎えている」、自然に死滅する時期に来ているのだというのです。その証拠に全米の医学部を卒業した者の三パーセント以下しか精神科医を志向していないのだと。もっとひどい悪口は、精神医学というものは代々続いてきた名家の末裔《まつえい》で生涯独身になる人と同じだ、というんです。「彼女」がなぜ結婚しなかったのかといえば、自分の名前を失うのが嫌だからだ、と。名前なんか捨てて素敵な人と結婚しなさいよ、という実に根性の悪い論文なんです。

要約すると、医学・生物学的ではない雑多な事象、つまり社会学的な現象ですね、例えば家庭崩壊だとか、そういうものに精神医学の無秩序で乱脈な適用は精神医学の専門性を薄めるよ、ということ。それからもう一つは、チーム医療で多職種化した臨床業務がルーティンになると、下位レベル――というとみんな怒るでしょうが、医者ほどお金をかけずに養成できる職種が、医師の責任範囲だった責任を引き受けるようになる。三つ目には、脳と心に関する新しい研究や治療が、神経医学と精神医学を終生の伴侶とすることを必須としたのだから、ここで結婚しなさいと言っている。結婚しないと生き延びられないよ、名前だけを引き継いで生涯独身で子孫はできないよ、と。これはひどい言いようです。私が言ったんではありません。

精神科医への懐疑

一〇年前にそんなことを言ったけれども、マネージド・ケアというアメリカにおけるとんでもない大実験がこれを促進しました。例えば、多職種治療チーム――精神医学的なサポートチーム、地域におけるサポートチームです。従来ならばお医者さんが一人入って、お医者さんがそこにかかるお金をうんと引き上げていたのだけれども、それを「不要」とする。医者の入ったプロジェクトは要らないからお金は払いません、と保険会社が言い出すということが起きているんです。

それから、これもその論文が言うのであって私が言うのではないんですが、「精神科医でなければできない治療技術は、実際にはないのではないか」というんです。薬物の処方はマニュアルの改善で、ジェネラル・プラクティショナー（風邪から骨折まであらゆるジャンルの症例を診る地域医）にとっても容易となったのだ、と。精神療法だって精神科医の専売特許ではない、ジェネリック・セラピスト[1]でも十分になってきている、と。さらに補足すれば、アメリカではＰＳＷ[2]に処方権を寄こせと言い出している。ＰＳＷたちが、「医者、お前らいい加減な薬を出すな」とか、「わしらが解ってる、お前らよりも患者の一番身近なところにいるんだから、わしらが出してやる」って言い出しちゃって、一部では実現した。

そこで精神科医は「私にはＥＣＴ[3]ができる」と言うかもしれないけれども、そんなものは……そんなもの、なんて言ってしまって悪いけど、救急隊がやっているカウンター・ショックより難しいなんていうことはないじゃないか、ということで、いよいよ精神科医は専門性があるとは言えないんだと。精神科医が二一世紀に医学の一部門としての独立を保ちたければ、めざましい進歩を遂げつつある脳科学と合流して、「クリニカル・ニューロサイエンティスト」を名乗れ、という「ご忠告」なんです。

つまり結婚して名前を変えてしまえば、先進医学の新しいテクノロジーや、それにまつわる研究費も来るし云々……と、余計なお世話の論文なんです。しかし、余計なお世話ではあるんだけれども、それはやっぱり相当に正鵠《せいこく》を射ているのではないかな、という気がしています。

それで、どうしたらいいかって言ったら、諸君が二一世紀に生き延びるためには、故郷《くに》に帰ろう、クリニカル・ニューロサイエンティスト、臨床神経科学者を名乗れ、と。この場合、「くに」とは中枢神経学です。精神医学の生まれた所。昔の精神医学講座のほとんどは神経精神医学教室で、脳のホルマリン標本をたくさん持っていました。「臨床神経科学者」っていうのを名乗って、医学の世界で生き延びなさい、そうすると全部あるよ、って書いてある。

商業主義っていうか、診療行為に値段をつけて対価を支払う行為が、プライヴァタイゼーション——民間化されていく。国の管理ではなくて、保険会社の定義に嵌《は》められていくっていう形の市場原理で経済的な競争原理の中に置かれた時に、精神医学っていうのはもたない、ということが起きてきている。からかっているようで、長期傾向の分析とその対策を教えてくれる親切な論文です。

脳科学と精神医学

それからもう一つは、私が非常に危機感を持っているというか、心配していることがあります。

今、脳の研究っていうのは、向こうサイドでは——向こうサイドってつまり、山の向こう側で——トンネルを掘ってる奴らがいるんです、一生懸命。で、こっちでは精神医学って称するトンネルを掘ってるつもりでいた訳だ。こっちはあんまり一生懸命掘ってないんだけど、向こうがだんだん掘ってきた。それで技術も良くなって、掘削技術も上がってきてるし、もう向こうでやっている音が聞こえる、こっち側精神医学のサイドから、と僕は思っている訳です。

これはどこかで必ず開通するだろう。精神医学が正しい科学的な方法を選んで進んでいけば、向こうが進んできた隧道《ずいどう》に出会って、いわゆる「青の洞門」[4]で、カチンとやったら、あ、通じた、っていうことがいつか起きるだろうと思ってる。だけど、起きそうもないような気がしてきたんです。今、脳科学者たちの論文を読んでます。その脳科学を使った、というか脳科学的な手法に合わせた精神科医の論文っていうのがある。分裂病について向こうの研究成果と照らし合わせるとこうなるよ、っていうのが一杯あるわけです。

その時に、分裂病の脳ではこういうことが起きているという話になる。分裂病を一〇〇例見て、その人たちの脳の画像を見たらば、こういうことがわかりましたと論文ができる。私がおかしいなと思っているのは、向こう側つまり脳科学と照合すべく提出している分裂病というのが、定義された「分裂病」であるということです。

後でも説明しますが、必要十分条件を満たしたものを分裂病と定義する、古典的なカテゴリー的分類による分裂病でないと、適正なサンプルとして科学論文の材料としては採用されない。

DSM

向こうは精神医学の素人だから、精神科医が「これが分裂病だ」って出せば「ああそうか」と思う。まして、きちんと定義されて、アメリカ精神医学会が大変な金と労力を費やしてDSM－Ⅲというのを、Ⅲ－Rというものを作った。Ⅳっていうのも作った。[5] これだけ立派なものをこしらえて出されたらね、誰だって粒の揃った標本だ、と思う。科学的な論文で証拠《エビデンス》であるっていうのにはですね、たくさんの材料を出して、その全部に同じことが起きているよ、って言わなければならないんです。証拠が収斂《しゅうれん》しなければならない。その前提となるのが、全部同じ標本か、全部同じ粒を揃えているのか、です。で、「分裂病には脳の異常はなんにもなかったよ」って言ったって、あなたは分裂病の標本を出していないんじゃないの、と言われる。逆に「分裂病にはこういう脳病変があります」って言っているけれど、あなたの標本には分裂病じゃないのが一杯入っているんじゃないの、ということになっちゃうと、根底から崩れるわけです、科学的な研究っていうものは。

崩れるだけならいいんだけど、多分そうすると、研究費がもらえない。アメリカあたりでは。

つまり、雑誌の査読をしている大先生たちに論文を出して、認められて、それで――っていう形です。それで初めて一人前の科学論文扱いされて、うまく行けば研究費が出る。そういうレベルでの勝負をするには、標本が揃っていなきゃ駄目なんです。標本を揃えるためには、「これは分裂病である」と、「こういうのは分裂病というんだ」ということを、決めなきゃならないんです。

時間要素

表を見て下さい。ICD-10というWHO（世界保健機関）の国際疾病分類です。表中の注記のように症状の持続期間が入っています。一ヵ月とか一年とか。ICDの源となっているDSM-Ⅲでは六ヵ月、その後三ヵ月に変わるという変遷があります。診断に時間経過が入っているということは、事後診断しかできないということを意味します。

予測的またはリアルタイムでの診断ができないシステムです。ある画像診断技術で変化が捉えられるとして、始まったばかりの分裂病の脳ではどうなってるんだ、ということが知りたくても照合できないことになります。

a．（自分の）思考がエコーのように戻って来て聞こえる。思考が他者から注入されたり、他者に引き抜かれたり、また思考が放送されているように感じる体験。
b．身体や四肢の運動、特定の思考や行為また感覚をはっきりと指して、それらがコントロールされたり影響されたりなすがままにされているという妄想。
c．幻声が、患者の行動に関して同時進行的なコメントをしたり、幻声同士でディスカッションしたり、またはそれ以外の種類の幻声が身体のどこかから聞こえてくる。
d．その他の種類の、文化的に適合せずまた完全に不可能な、例えば宗教的または政治的身分、あるいは超人間的な力と能力（天候をコントロールできたり、別世界からの異星人と交信できたり）の持ち主であるという頑強な妄想。
e．どんな様式であれ持続する幻覚で、すぐに消えるようなまたは生煮えの妄想ではっきりした情動的内容を持たないものや、持続する支配観念をともなうか、または数週間から数ヵ月の間連続して毎日生じるもの。
f．思考の連鎖の途絶または改竄（作り替え）があり、結果的には支離滅裂や言語新作に至る。
g．亢奮、衒気的姿勢、蠟屈症、ネガティヴィズム（拒絶症）、緘黙および昏迷などの緊張病性の行動。
h．以下のような「陰性」症状。顕著な無関心、発話の減少、情緒的反応がぶっきらぼうで調子外れになること、その結果たいてい社会的引きこもりと社会的実績の低下をもたらす。ただし、これらが鬱病や向精神薬服用によるものでないことが明白でなければならない。
i．個人的行動のいくつかの側面で全般的に重要で持続する変化が生じる。それらは、興味の喪失、目的の無さ、怠惰、自己に没頭した態度と社会的引きこもりとして明らかになる。
a～dの内で極めて明瞭な症状が一つ、それほど明瞭でなければ最小限二つ、e～hの内最小限二つの症状が**1ヵ月以上**、ほとんどの時間にわたって明白に存在している。iは単純型分裂病にのみ適用され、少なくとも**1年以上**持続していること。

表　ICD–10の精神分裂病診断基準（翻訳：筆者）

脳のどこが働いていて、どこがピカピカ光っていて、どこがピカピカ光っていないのか、っていうことを、私は知りたいわけ。でも「三ヵ月待ってくれ」っていうんです。「三ヵ月待たなきゃ、揃った標本じゃないから、お前分裂病の話をしてるんじゃないだろ」と。「寝ぼけた奴、悪い夢を見た奴のＰＥＴ[6]だろう」なんて言われたら、元も子もない。

つまり、分裂病というものをこちら側から素材として提出する「仕方」っていうか、分裂病なら分裂病の「捉え方」がもはや古すぎるんです。もう、合わない。凄いスピードで前進している脳科学の水準に。

例えば、重症昏迷《こんめい》状態の患者のリアルタイムでの脳機能を調べたい、つまり臨床症状と、脳の機能異常とを照らし合わせたいわけです。昏迷状態というのは放っておくと死んじゃう状態です。食べられない、排泄できない、アーともウーとも言えない。放っておけばあっという間に褥瘡《じょくそう》ができて、運良くパッと目が覚めてくれれば大丈夫だけれども、そうでなければ命に関わる。その時に僕らが、この人の今陥っている状態を「重症昏迷」だと言うだけじゃなくて、「この人の脳はどういう所が不具合になっているのか」、「どこが不調なのか」、「どういう機能不全に陥っているのか」をリアルタイムで知りたいという発想が出てこないことになる。もちろん、今の技術水準で急性期精神分裂病の症状をもった人のＰＥＴが可能であるとは思いませんが。技術突破は早晩やって来るでしょう。

精神科医は何をするか

腎臓の働きが悪くなりました。凄くむくんじゃって、放っておいたら尿毒症になって死んじゃいます。まず、小便の出が悪くなって、足がむくんできた、ということで医者に行きます。

同様に、昏迷の患者はなんて言うのでしょうか。昏迷の人が、私はこれがまずいんだよ、と。つまりいつもうまく動いていたものが動かなくなっちゃったんだよ、と。これは聞き出し方次第で語ってくれるようになる。だけど、従来の精神医学はそういうふうにはものを捉えていません。精神病における機能不全、平たく言えば不具合っていうのがどういうものなんですかって、患者の側からどう見えているのか、いわば相手の頭の中に入ってみる、という見方をしません。

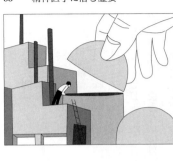

精神科医はいわば蓋《ふた》を開けて、覗《のぞ》いて、ここに変なことがある、とやる。精神科医が「客観的」に「この人はこういう所がおかしい」という意味はそういうこと。（上図）

私は、「お前もこの中へ入れ」と後輩の医者に言ってます。脳味噌の中なんて入れないけど、相手の中に入って、一体彼には外の世界がどう見えているのか、どういうふうに見えているのか、を理解せよ。我が医局の先生たちにはなかなか理解してもらえない。眼窩《がんか》の中に入って穴開けて外見たらどう見えるのか、って。あなたがドラム缶の蓋を開けたら中にゴミが入っている、とか、普通じゃないものがある、とか、そんなことばっかり言ってるんじゃない、ドラム缶の中に入って穴開けて外を見ろ。

脳と精神機能というものを繋げて考えていくためには、「本人にとっての具合の悪さ」というもの、これを収集して、それが脳研究で分かってくることとこう繋がるよ、と言わないと、議論は噛み合わないだろうと私は思っています。

おそらくICD－10が、DSM－Vが、今のままである限り、世界の先進の脳科学者と、世界のもっとも優秀な精神科医の間でも、この会話は成り立たないだろう。

なぜ駄目かというと、さっき言ったように、一ヵ月とか一年経たなきゃそうだって言えないんだもん、と。時間が経過しなきゃ、つまりレトロスペクティヴに、回顧的にしか診断できないような病気を、今進行中の病変はどういうことですか、っていう話に持っていけないんです。だから議論は嚙んでいない。

「正常」とは「異常じゃないこと」か

腎臓の場合は、小便が出なくなる、放っておけば死んじゃう。その腎臓には、濾過《ろか》機能と再吸収機能っていうのがある。濾過と再吸収っていうのは要するにゴミ処理機だから、血液の中に溜《た》まった有害な廃物は出しちゃいましょう、どんどん出しちゃいましょうということ。プリミティブな器官だから最初の段階ではほとんど全部出しちゃう。その中で大事なものまで出しちゃう。もう一回それを再吸収しなきゃならないということで、「濾過して再吸収する」というのが腎臓です——というふうに、説明できるわけです。それで腎臓の病気ってどういう病気ですか？　——腎臓っていうのはこういう有用物の再吸収をするんだけど、君のはどんどんどんどん出しちゃっているんだよ、とか。あるいは、有害物の濾過ができなくなっているんだよ、と、いくらでも説明できる。

ところが、分裂病の時には、まず第一段階のむくんだり、小便が出なくなったり、っていうことが捉えられてないから、まず第一段階で説明不能になる。その次に、よく「正常と異常」って言います。「異常」のことは精神科医はいっぱい言う。こういう症状がある、こういう症状も、こういう症状も、と。こうこうこういうのがあればこれは異常だ、と言う。でも、それでは「正常」というのはどういうものだ。「正常」とはどういう意味だ？　って訊くと、「異常じゃないことだ」って言う。精神科医は、本当にそう返答します。

陰性症状と陽性症状

ネガティブ・シンプトムと、ポジティブ・シンプトムっていう言葉があります。これを引っくり返してやろうっていうのが、この講義の眼目になります——陰性症状《ネガティブ・シンプトム》というのは、「普通なら、あるものがないからネガティブ」だ、とするもの。陽性症状《ポジティブ・シンプトム》というのは、「普通なら、ないものがあるからポジティブ」だ、というもの。この定義自体、実は大間違い。全然、非科学的な話なんだけども。クロウっていう、割合まじめなイギリスの精神科医がいて、これを言ったら世界中に広まっちゃった。だから今でも分裂病のネガティブ・シンプトム、ポジティブ・シンプトム、こう言っているわけなんです。これをこれから引っくり返してみせます。ここではなくて、この講義の結論的に。

我が国では、この陰性症状というのは「レシデュアル・シンプトム」、精神分裂病の残遺《ざんい》状態であるとされています。「陰性症状のリハビリテーションしなくちゃ」なんて言っているわけ。分裂病の急性症状から覚めた後で残る――つまり慢性の、残った症状を陰性症状って言うんだ。これが一般常識として人口に膾炙《かいしゃ》している。

しかし、ちょっとでも精神医学をちゃんと学んだ人にとっては、陰性症状っていうのはそういうものじゃない。中枢神経系の勉強をちょっとでもした人間にとっては当たり前の話ですが、ここでは深入りしません。陰性症状の方が先、陽性症状はその後に出てくる、みんなの常識とは逆であることだけを言っておきます。

そういうことは中枢神経系の勉強の初歩で教わる。中枢神経系の働きは階層構造を持ち、上位中枢が下位中枢をコントロールするという原理で動いている。ネガティブ・シンプトムというのは、上位中枢の機能低下または停止（麻痺）によって生じる一次的な障害のこと。

ポジティブ・シンプトムというのは上位中枢のコントロールを失って下位中枢が暴走して生じる続発性障害を言う、というのが原理です。

クロウ説

ここでちょっと話が難しくなりますが、クロウ[7]という人の説が、私が批判しようとする「陰性と陽性の間違い」を起こした元凶なんです。で、この「陰性症状」「陽性症状」という言葉の使い方は、非常に便利で分かり易い。綺麗に整理されているわけです。何故そういうことが起きたのか。デインスティテューショナリゼーションで収容所を開放していくということに引き続いて、コミュニティ・サービスが必要になる。コミュニティ・ネットワークを作っていく、というその時には、どうしたって医者だけではなくて、ケースワーカーなどのコメディカル、あるいは素人の方たちの参加を求めざるを得ない。そうすると言葉や概念は分かり易くないと困る、ということで恐らくこれがずーっと行ってしまったんだと、私は思っています。

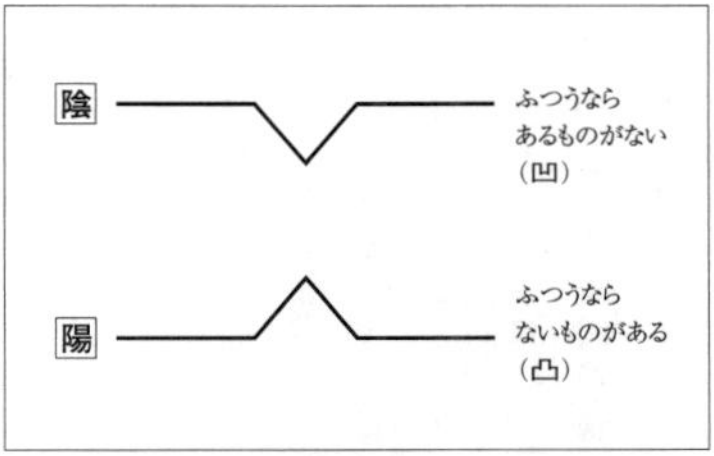
陰
ふつうなら
あるものがない
（凹）
陽
ふつうなら
ないものがある
（凸）
クロウの性陰・陽性症状

クロウ氏は、タイプ-I症候群、陽性症状といういわゆる幻覚妄想状態の派手なやつと、タイプ-II症候群という、分裂病には二つのタイプがあると言いました。タイプ-IIが問題の「陰性症状」を主要な症状とするタイプで「感情の平板化、言語の貧困化（語彙《ごい》の減少）、社会的引きこもり」です。これはウイング[8]の言ったことと一緒です。恐らくクロウはウイングのちょっと後輩なんでしょう。これを陰性症状だということにしてしまった。

ここで大きな意味の転換が起きていることに、注意する必要があります。ウイングが「貧困化症状」または「陰性症状」と名付けたのは、言い換えれば「長期隔離収容症状」のことで、いわば社会的環境的産物です。詳しくはすぐ後に述べます。

ところが、クロウの説によってこれが疾患のII型という生物学的異型の差による、もともと持っている症状の違いという解釈がされることになったのです。この転換に気付いている人はあまりいませんが、これだけでもクロウ説は再検討の対象となります。クロウ説の誤謬《ごびゅう》はそれだけではありません。これは「病気の後に残る残遺症状」だ、「慢性分裂病の後遺症状」としたのです。日本でもみんなそう思い込んでいます。ほとんどの大学の先生もそう言っています。私は「そうじゃないんじゃないの？」と思っていて、その中身を明らかにするのがこの講義の主目的になります。

この陰性症状をもたらすものについて、クロウは仮説として、「脳の細胞数減少と構造的変化」と言いました。これも間違いであることは、後で述べます。

要するに、普通にはないものがあるから「陽性」と言う。あるべきものがないから、「陰性」と言う。まあ、古事記みたいな話なんですが、分かり易くはある。「ある」から「凸」であり「陽性」である、「ない」から「凹」であり「陰性」であると。

世界的権威との対話

この件について、私はある場所で「分裂病というのは脳の病気だ」という説の、世界的な大権威であるアンドリーセン女史に訊《き》いたことがあります。

「先生、ネガティブ・シンプトムってポジティブ・シンプトムに先立ちますよね」って言ったら、

「そうよ、of course」って言いました。

「ネガティブ・シンプトムによる上位コントロールの欠落によってポジティブ・シンプトムっていうのが来るんですよね」って言ったら、

「そうよ、何バカなこと言ってんの」っていうような顔をしていました。

そうすると、ネガティブだから本来あったものが無くなるんだから、その無くなるものは……

「元来持っていた、正常機能。そういうものですよね」って言ったら、

「そうよ」って。

しからば、そのなくなったノーマルかつフィジオロジカルな、つまり「正常の生理的な機

能っていうのはなんですか」って訊いたんです。そう言ったら彼女、なんて答えたと思う？「そりゃああんた、語彙が増えて、豊かな感情表現ができて、活発に社会活動することです」とお答えになったんです。つまり、「正常っていうのは、変じゃないっていうことだ」、って言っちゃやった。

「陰性」って何だ

でも、「陰性症状」っていう言葉を仕事上でもし使うのならば、じゃあ、「陰性」で落っこちちゃったものはなんだよ、もともとあったものはなんなのかが分かってなければおかしい。今流行しているネガティブ・シンプトムっていうのは、「感情の平板化と、言語内容、語彙が豊かでなくなること、それから社会的引きこもり」です。それを引っくり返して生き生き動いて、ちゃんと喋れて、感情表現が「ちゃんと」できることよ、って、――そういうわけにはいかないいんじゃないですか？

「先生、腎臓の正常機能はどういうことですか」って訊かれて、「腎臓がちゃんと働くことよ」っていうのは、答えにならない。

つまり、ネガティブだっていうのは、「できない」っていうこと。たとえば、「握る」っていう機能がある。これができなくなると、握ったペンを取り落とす。そこで失われたファンクションは「握る」という機能です。だから今この病人が陰性症状があるっていうならば、陰性でなくなったものはなんなんだ、と。陰性っていうのは「なくなっちゃった」っていう意味なんだから。

では分裂病のネガティブ、陰性っていうのは、もともと何ができたのができなくなったのか？　もっと嚙み砕いて言って下さい。「握る力を生み出す筋肉への意志的コントロールを伝達する系路が切れた」、それを回復すれば、握れるようになる。

でも、できない方を先に定義して、「それができるようになることだ」というのは、それは、ちょっとインチキなわけだ。そういう意味で、「陰性症状っていうのはなんなのか」ということを訊くってことは、語られてきていない。分裂病の概念っていうのは、非常に歴史が長いんですが、そういう議論の中で一〇〇年以上の歴史がありながら、今私が言っているような形での問いはあまり語られてきていません。

じゃあ「正常」って何だ

つまりこれが謎。「陰性症状と言われているものによって失われるものはなんなのか」。言い換えれば、「陰性症状によって彼／彼女は何ができなくなっているのか」という問いです。

つまり、「正常機能とは何か」って訊いているわけですが、「人間の精神の働きっていうのはこういうものだ」ということを、脳の現実と照らし合わせ可能な形で出さなきゃいけないってこと。一〇〇年の精神医学の伝統はそれをしてきませんでした。できなかったんです。

できなかったのは、一つは脳が解らなかったこともあるけれども、我々のメンタルな働き、精神活動ってのはどういうことなのか。例えば言葉、言葉を使うっていうのはどういうことなのか。言葉を使ってある概念を言うのはどういうことなのか、などなどについて、あんまり科学的な思考をしてこなかったという事実があります。

ブロイラー

ここに『The Clinical Roots of the Schizophrenia Concept』――『分裂病概念の臨床的なルーツ』という本（Cambridge University Press, 1987）があります。これは近代精神医学の祖師たちのヨーロッパ語（ドイツ語、フランス語）の文献を英訳したアンソロジーです。

何でこんな本の英訳本が一九八七年にアメリカで出たのか。――アメリカ人たちはこの頃まで、ドイツ精神医学を全然知らなかった。日本の精神科医はドイツ精神医学から入っています。だからクレペリン[9]、ブロイラー[10]をよく知っている。アングロサクソンの人っていうのは、ああいうドイツ的な観念論哲学とか、記述的にものを考えていくっていうの、もともとあんまり好きじゃない。ましてドイツは喧嘩相手だったし。ドイツ医学っていうのはその、ナチと手を組んで分裂病者を虐殺した。あのガス室ってのを最初に使った対象は精神病者です。それに、精神科医は手を貸したわけです。それがうまくいったから、ユダヤ人にもやったって話ですから、元はといえばドイツ人が悪い、ドイツの精神科医が悪い、ドイツ精神医学はけしからん、となった。そこへもってきて、戦中戦後ユダヤ人がいっぱいアメリカへ行ったから、あっという間に精神分析が大流行になって、その連中が大学でドイツ医学なんて教えるわけない。

生物学的精神医学

その揺り返しがちょうど一九八〇年頃から、この本もその頃出てるはずですが、生物学的精神医学（Biological Psychiatry）っていうのが復権し始めた。要するに行き過ぎの修正。心理学的に理解すれば治療できる、「私とあなたの関係で治してあげるわよ」って、一〇年も精神分析やってもなかなかよくならない、しかもお高い。おかしいんじゃないかと。そこへもってきて、脳の研究が大いに前進してきた。そこで、生物学的精神医学ってのが復権してきて、それが今全盛です。日本でもアメリカでも。

私は「何がバイオロジカルだよ」と実は思ってて、精神医学が現状のままで本当にバイオロジカルになれるものかどうか、これから論議されることだろうと思ってますが。そういういわば復権の中でドイツ精神医学っていうのは何だったんだろう、けっこう使えるじゃないとなった。「クレペリン、ブロイラーとかそういうの、いいじゃん」と、特に「シュナイダー[11]って凄くいいじゃない」っていうことになった。それで急遽《きゅうきょ》翻訳されたものです。「今後我々もちゃんと学ばなければならない」、だから、「ちゃんと代表的なものを訳してあげるから、ちょっと読みなさい」という、精神科医の初心者向けの本です。しかし日本の翻訳本よりはずっと正確であてにできます。

「分裂」概念の登場

このオイゲン・ブロイラーの論文（The prognosis of dementia praecox : the group of schizophrenias, 1908）のイントロダクションのところ。

「私は精神機能の分裂または分割が、スキゾフレニア群全体の顕著な症状と信じている」って書いてありますね。精神機能の「分裂」を、英語ではなんと書いてあるかというと、〝tearing apart〟〝splitting〟とある。

〝tearing apart〟っていうのは、「引きちぎる」、紙をびりびりっと破くよりももっと激しく引き裂くんですね。〝splitting〟はまさに、断裂することです。〝of psychic functions〟だから、精神機能の「分裂または分割」と上品に訳したんだけど、本当はこういう凄い言葉なのです。

ブロイラーの書いた精神医学教科書（*Lehrbuch der Psychiatrie*, 1960　息子マンフレッド・ブロイラーによる改訂一〇版）では、〝Zersplitterung und Aufspaltung〟と言ってる。ツエルシュプリッテルンっていうのは、これ、独和辞書引くと「寸断する、粉みじんにする」っていうんです。英語だと粉砕するっていう訳なんだけど。寸断、粉みじんにする、と書いてある。思考・考えることと、感情と意志とそれから自分の人格という、私（自分の人格）という主観的な感覚がばーらばらになる、粉砕されてしまう、っていうんです。ブロイラーは、シゾフレニー Schizophrenie ＝ 〝Spaltungs-Irresein〟、と書いた。イレザインは精神病っていう意味です。

〝Spaltungs-Irresein〟、分裂精神病だ。他に訳しようがないです。

「統合失調症」という言い換え

ところが、我が日本精神神経学会はブロイラーのこれを、「この言葉を精神分裂病と訳したのは間違いだ、原義にはそんなことは含まれていないんだ」と。他にどんな訳しようがある。〝tearing apart〟〝splitting〟、こっちに至っては、寸断、粉みじんになる。精神神経学会が親切に「統合失調症」という素敵な名前を考えてくれたのは、私は賛成なんです。使いやすいから。なによりも当事者が喜んでいるのだから、反対ではまったくありません。

私はしかし、あれは「牛肉のラベル貼り替えと同じではないか」と言っています。「中身替わってない。おんなじだよ」と。中身替えないで、ラベルだけ替えるなんて。「いやあなんていうなら、「じゃあ、中身説明して下さい」という話になる。

「統合失調症」じゃ、何が「統合」を失うのか。「失調するなら、何と何が統合を失うんだい？」っていうことです。思考と感情と意志と自己感情。別の言い方をすれば、知・情・意なんです。これがばらばらになっちまう。粉砕されるよ、というんです。

その粉砕、分裂がまずいから、これが「統合を失った」って言うんですか？　精神神経学会の会員の皆さん、これが統合を失った方々、それが我らの統合失調症の哀れな患者さんたちですか？　ちゃんとまとまっているというのが普通の正常の精神機能で、それが駄目になるのが精神異常っていうんでしょうか？　私の病院の外来で、どこかの診療所に行って、「僕、統合失調症って言われたんだけど、何の統合が取れてないんですか？」って訊いたら「それはね、知・情・意がまとまってない……」と言われた患者が来て、うちの医者に「これ……知・情・意って、俺って知・情・意がまとまってないの？」って訊いた人がいる。

別にこれ、意地悪で訊いているわけじゃあない。学会は「中身は同じだ」と言ってるんです。「統合失調」って言うんだったら、何が統合してないんだかちゃんと言えよ。牛肉を「牛肉」って言っている方が、まだ罪が軽いよ。その会社は潰れたけど、精神科医はちっとも潰れない。

これから、こういうことについて、変だなあと思ってくれるかどうか。私は今のところ統合失調症とはあまり言いません。もともと「スキゾフレニー」という概念とその症状には、「分裂精神病」としか訳せないような記述があるわけです。「もともと精神分裂病という言葉ではない」というのは、精神神経学会の苦しまぎれの何かだろうと思います。精神分裂病という病名の残酷さを糾弾する気持ちは私にもあります。それを問うなら「精神は分裂しうるものか？」と訊くべきでしょう。

さらに言えば、統合失調症というものは、何と何が統合するのか、ちっとも説明していない。それでは、「俺の脳は統合されてないんですか？」という風に患者様としては、きっと訊きたがると思うんです。私だって統合失調症と言われたら、「僕はどこが統合されてないんですか、先生？」と言うでしょうね。

知・情・意

「統合概念」というものが問題だ、と私は言いました。統合不全と言っているけれど、「何が」統合されないんだか言ってくれ、としつこく言いました。多分「知・情・意」だろうと思うよ、と言いました。たまたま私が翻訳した本、『肉中の哲学』[12]、分厚いですが、西洋哲学の全部をなで切りにした本です。ここに〝Faculty Psychology〟という、西洋哲学の伝統に忠実な学説が批判の対象として書かれています。哲学辞書によれば「能力心理学」、人間の精神機能をいくつかの機能的部署の集合と理解する考え方で、ヴォルフという人が主唱者らしい。学説としては否定されているが、西欧の物の考え方の底流としてはこの能力心理学は今でも生きています。この「ファカルティー」を私は「部署」と訳しましたが、学部みたいなものです。医学部、工学部、法学部、って全部〝Faculty〟です。ある部署、機能的部署を持って分担しているものと人間の心を捉えるという、そういう一種の哲学です。

『肉中の哲学』第十九章に、「能力分担心理学《ファカルティー・サイコロジー》[13]に関する民衆の理論」っていうのが書いてありますが、ここの「1」から「11」までというのを、ざーっと見ていただくと、統合失調、統合不全と言っているのはこれだな、ということがよくお解りになるはずです。

つまり人間の心、精神機能というのはこれとこれとこれなんだよ、それがうまくまとまって機能しているのが正常なんだ。それがバラバラになっちゃうから分裂病と言ったり、統合不全と言ったり、統合失調症と言ったりしているんだよ、という見方の源泉がファカルティー・サイコロジーにある。

分裂という意味が原義にないからと、今度は統合失調症とおっしゃる。しからば、何が統合されているのをノーマルと言うんだ、と。その答えがここに書いてあるかと思います。

これをまとめれば、「知・情・意」、理性と意志とそれから感情あるいは情熱とか欲望とか、ややこしいもの。それを理性が判断して、実行行為を決めて、欲望の誘惑に負けないように自分の肉体を指導していく、それが理性で、肉体を理性の意志に従わせる、理性の判断に従わせるのが意志である。だから意志が弱くてはいけません、と、こういうわけです。で、それをそのままにして、人の心とかマインドとかですね、スピリットとか、何と言ってもいいんだけれども、精神の働きというものはそういうものだよ、と。それがまとまってなきゃ困るんだ。特に理性が痺《しび》れちゃったら、あるいは欠損してしまったら、人間ではない……ということになる。だから、たちまちそれは、すなわち「人ではないもの」は、差別の対象にしてもいいことになる。もちろんドイツの場合には片付けちゃう。ガス室へ送っちゃいました。

こういう考え方をそのままにしておいて、何が統合不全かよ、というのが私の本音です。それはまあ患者の都合もあるし、家族の都合もあるし、みんなの都合があるから、あえて大きな声で「統合失調症反対」なんて言いません。実際にもこの方が使い勝手がいいということはある。

ぜひ考えておいてもらいたいのは、「精神分裂病」という呼称の残酷さの由来は、「精神」とか「心」とか「マインド」とかさまざまな呼び方をされる人間の高次神経機能の産物を、どのように理解すればそれが分裂しうるものだと思えるのか、ということです。簡単に言えば、この呼称の残酷さに対する反問は、「一体全体、精神って分裂できるの？」という問いでなければならないということです。

統合失調と言ったところで、同じ問いが可能なわけです。「あなたが言ってる統合失調って、何が統合されないのですか、何が統合されているのがいいんですか、そもそも統合ってどういう意味ですか？」と。少しは頭を使わないと困るだろうと思います。

「陰性症状」のおかしさ

それから、先ほどちょこっと触れました「陰性症状」っていう言葉の使い方はやはりおかしい。「陰性症状っていうのは何かできなくなるっていうことだよ」というのは、どうもみんな納得しないんだけども。ここで諏訪望《すわのぞみ》氏の論文を取り出します。この先生はとても立派な学者でした。僕は遠くから見て非常に尊敬していました。学会が大荒れになって怒号渦巻くなかでも端然と学問的なお話をなさっていて。僕は心密かに憧れていました。『最新精神医学』ってわりに簡略だけどとっても解り易い精神医学の教科書を書いてくれて、ずいぶん役に立った。非常に正統的な精神病理学者です。

この人がこの精神神経学会の特別講演[14]で、「陰性および陽性症状をめぐって」、ということを書いています。ほぼ私が言っていることを、ちゃんとその通りだよ、と言ってくれています。この一番最後のところ。

いずれにしても、Jackson 理論による分裂病の本来の陰性症状が、もしも臨床的レベルで、生物学的事象との関連において解明されるとすれば、それは分裂病という精神医学の最大の謎を解くいとぐちになるものであり、分裂病研究の最もポジティヴでしかもプロダクティヴな成果を約束することになる。

まさにそうなわけで、私が提示した「陰性症状では何ができなくなっているんですか」「その前にあった正常機能は何ですか」ということに対して答えることができるならば、しかもそれが脳のファンクションとどんどん進歩している脳科学の知見、観察手法あるいは実験手法というものと照らし合わせて「一致した」ということになるならば、まさに分裂病という謎が大きく解かれていく。そのことを、まさに諏訪先生が言っている。しかし、諏訪先生がこれを喋ったのは、たまりかねて言ったんだと私は思います。あまりのひどさに、「お前ら、もうちょっとちゃんとしろ。わしの教えたことを忘れたのか」と。上品な先生だから私みたいな話し方はしないけれども、本音はそうだろうという気がします。クロウ一派の陰性症状のインチキぶりはもういい加減にしろ、と。私流に言えばそうなります。

「陰性症状」は本来「貧困化症状」だった

『Institutionalism and Schizophrenia』という、ウイングとブラウンの書いた一九七〇年の本があります（本講義注8参照）。この書物の後半で、現在使われている意味に近い「陰性症状」という言葉が登場しました。本の前半では、〝poverty symptom〟を同じ意味で使っています。「貧困化症状群」、この方が良かったような気もします。

「インスティテューショナリズム」とは、単一の権威が支配する共同生活施設の住人が陥る「自己決定不能症候群」のことです。

この本は一体何を書いた本なのかと言えば、「長期収容の結果として陰性症状が強まる」、「より開放的で刺激の多い環境に置くなら、陰性症状は助長されない、むしろ改善する」、というのが一つの結論です。所持品も貧弱、居住空間も貧弱、外の世界との交流機会も貧弱というより欠乏——という条件下での長年にわたる生活の産物、という意味ですから、やはり「貧困化症状」の方が良かったんじゃないか。

統計表がいっぱい付いていて、全部の表をめくるのにはちょっと骨が折れるぐらいのシロモノです。一九七〇年にそういう結論にもっていくのにはたくさんのエビデンスが必要だったということでしょう。つまり、この本の背後には、この連中（J. K. Wing や G. W. Brown）が、「イギリスの精神病院はひどいじゃないか」「こんなに長期に閉じ込めっぱなしにして、三〇年も閉じ込めていたらダメじゃありませんか」という批判、もっとオープンで自由な入院システムと地域精神科医療システムをという提言をする一つの運動があり、その主張の正当性を裏付ける証拠となる文書でもありました。

今日「陰性症状」と言われている中身は、まさにこの本の中に出てきます。要するに、感情がフラットになる、平板化すること。言葉が減り、言語表現が乏しくなる。それから社会的な引きこもり。それをこの本の最初の方では「貧困化症状群」と表現しています。だんだん〝negative symptom〟という言葉になっていきますが。このインスティテューショナリズムという概念について、それからその解除であるディインスティテューショナリゼーションについて、今日の日本の精神科医、それから精神医療に従事している人たちにはもう一度学び直していただかないといけないと、今でも私は思っています。

第三回講義　急性期医療と「陰性症状」

医師の想像力

患者さんの症状を診《み》る時に、私は観察を転換する必要があると思います。その時には三つのポイントがあります。

異常の発見という見立てがある。こいつは変なことを言っている、俺には聞こえないものを聞こえると言っている、客観的には存在しない知覚をしてしまっている。そういう変な症状を見逃さないという意味で、従来の精神医学的診断学も必要です、ちゃんと診断しなかったら困るわけだから。

だけどそればかりに目を奪われずに、次のステップで「いったい患者さんはどんな不具合を感じているのか」ということを見出すように変わる必要がある。これが第一のポイント。不具合とは、「機能」の損傷です。それが見えなくては、その人が感じている「不具合」というものは見えてこない。

それから、「外から見る」ということと「中から見る」ということの違いを認識することの重要性が第二のポイント。これについては前に「ドラム缶の中に入ってドラム缶に穴開けて外を眺めろ！」という話をしました。そういう向こうサイドから見る目というものをちゃんと養わないと、治療も何もありません。

つまり、不具合というのは、本人が感じるものなんです。不具合という言葉、私は好きなんだけれども、この頃電車に乗っていると「武蔵野線の車両に不具合が生じまして」なんて言われて三〇分も待たされるので、あんまり好きではなくなってしまいました。

三つ目として、急性期といえども「患者の持てる力」を押さえ込んでいてはダメよ、と。つまり柔道と同じ。私の高校は嘉納治五郎という人が創立者の一人だったので、柔道場に「自他共栄」って書いてあるんです。柔道というのは、相手の力で投げようとするんですね。だから、患者の持っているパワーというものを根こそぎ奪うような治療ではダメですよ、ということ。この三つぐらいが、割に重要なポイントだろうと思います。

さて、「本人が感じる不具合」と言いました。何ができないんですか？　普段できていたことができなくなる。これを陰性症状と言います。普段できていたことができなくなった。では、普段できていたこととは、何ですか？　と。これも、なかなか難しい。

今、「できなくなることを陰性症状と言う」と言いました。そして陰性症状というのは、病気の始まりに出現するんです。後からではありません。最初からです。つまり、病気というのは大体陰性症状なんです。「動けない」「摑めない」「おしっこが出ない」「心臓が動かない」……すべて「ない」「ない」「ない」ですね。何かができない。もちろん、熱が出たりもします。感染症は熱が出る。心臓の具合が悪くなれば心臓の動きが速くなるかもしれないけれど、大体は「できない」こと、または働きが減ったことを病気と言います。

「始まり」→「〇〇できない」→陰性症状

次ページの図は、精神病状態の典型的な例のひとつを模式図化したものです。この左の方は「始まり」系列です。右の方は「回復」系列です。始まりがあって、ピークがあって、病後がある。病気のピーク、一番てっぺんというのは、全然動けない。寝返りはできない、目も動かせない。ナースが呼んだって返事をするどころじゃない。それが回復し始めると、ナースがいる時に目で追いかけ始める。その次に手を握ると握り返してくる。だから、目で追いかけてくれたかな？　と、若いナースは凄くドキッとするわけです。あ、追いかけてる！と。本当かな？　と。うわー、と思って手を握ったら握り返してくれた、といって私のところへキャーッと飛んできて、先生、手、握ったよ！　と言うナースが、昔は何人かいました。この頃はあまり、私がジジイになったのでそういうフレッシュな体験はないんですけれども、そのように進みます。

まず、「始まり」過程です。ここでは「物事が思った通りに進まない」「どうしていいか分からない」ということが、長く続いているようです。それからこの「回復」する時期。この時期には、前にも言いましたけれども、表情を一見したところ、非常に虚《うつ》ろに見えます。つ

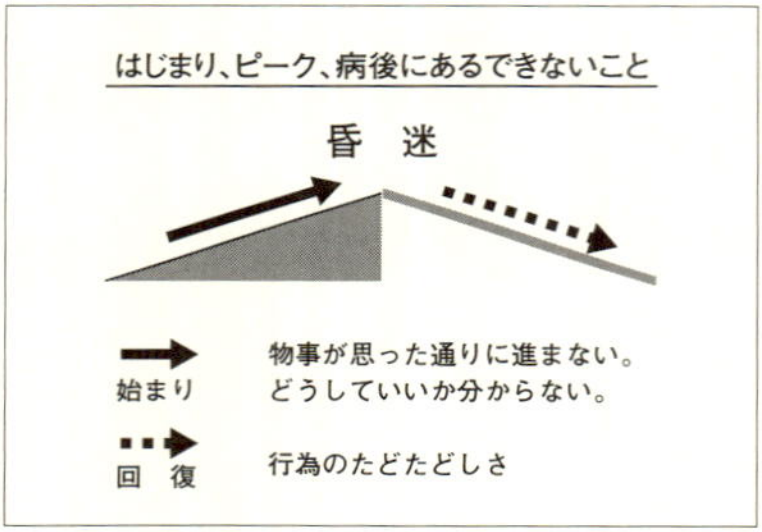

はじまり、ピーク、病後にあるできないこと
昏 迷
始まり
物事が思った通りに進まない。
どうしていいか分からない。
回 復
行為のたどたどしさ

まり、（その場面で）どういう表情をしたらいいのか分からない、という顔ですね。それから非常に簡単なタスク、日常動作で躓《つまず》きます。文字通り蹴躓いて転んでしまう人もいます。典型的なのは、ナース・ステーションの中にある冷蔵庫からコカ・コーラを取ってこなければならないという時に、これを貫徹できる人がなかなかいない、ということです。大概、ナース・ステーションの入り口のドアをガチャガチャして、だんだん目が虚ろになってきて、部屋に帰ってしまいます。たまたま私が通りかかって「何をするんだっけ。冷蔵庫に行くんじゃないの？」「うん」と。「で？」「……開けていいですか？」。

この「開けていいですか？」が、まずい。また自己決定ができなくなった。何でも「いいですか？」「悪いですか？」と。そこで私は「開けたきゃ開けなさい！　そもそも何考えてたの？　コーラを取りに行くんでしょう？　さっさとやろう。入ったらまっすぐ冷蔵庫に行くのよ」とかなり強く言います。私はこのレベルの患者を摑まえては「やりかけていることをさっさとやれ！」と年中言ってます。やらないと必ず崩れるから。思い立ったことができないと、人間はフラストレーションになる。そうすると、傍にいる人間を殴りたくなる。これは誰でもそうです。私もそうですから。回復期の「行為のたどたどしさ」とはそういう様子です。

「始まり」系列でもうちょっと詳しく言うと、「物事が思った通りに進まない」「以前のやり方が通じない」ということ。日本の経済と同じです。昔流にやっていた会社はみんな潰れてしまう。昔流のサラリーマンさんは非常に気の毒なことになっている。中学校では非常に優秀だった子が、高校二年あたりで前と同じような勉強のやり方をしてもついて行けなくなることがある。だけど、もう一回やらなくちゃというので、睡眠時間を三時間に縮めて中学時代の受験のやり方をして、間もなく精神科医療センターに担ぎ込まれてくる、ということは今でもあります。

「固まってしまう」例

もっと軽いものでは、「次にどうしていいのか分からなくて怖い」とか、「考えていることが止まってしまう」とか、「頭の中が白くなる」とか。最近流行の言葉で言うと「固まってしまう」という。この「頭が白くなる」とか「固まっちゃう」という表現は、一〇年ほど前にはあまりなかったんです。日本語の中には。ところがこの「白くなる」という言い方を芸人が言い出したのかな。「舞台の上で白くなる」、つまりセリフを忘れて頭の中が白くなるということ。

この前も鶏屋の親父さんが自殺に追い込まれました。[1] あれを見ていて、ア、これはまずいなと思った。あのおじさんが記者会見で追及されて、猛烈に説明を求められて、「出来事の前後関係を説明するのに頭が白くなってしまって」「頭の中が白くなって前後の系列が……えー……」と言っているのに、ジャーナリストは「自分でやったことなら思い出せるんじゃありませんか？　きちんとやったんでしょう！」などと怒鳴っていました。そうしたら、翌日の早朝に夫婦揃ってぶら下がっちゃったわけです。

私は、ああいうのは一種の殺人だと思う。あれだけ「ＰＴＳＤ」だとか「鬱」だとか「メンタルな問題は気を付けましょう」だなんて言っているマスコミが自ら手を下したも同然のことをして、あの異常なインタビューを一言でも批判している記事がない——つまり、ああいう時に人は頭の中が白くなっちゃうんです。あのおじさんは動作がパタッと止まって気絶しちゃえば、死なないで済んだかもしれない。気丈だから家に帰って、やっぱり眠れなくて、ということで悲劇を招いたんでしょう。

回復期は目的行動が完成しない

では回復期にはどうなるのでしょうか。実際に重症昏迷から覚めて間もない人が「思いはあるのに言葉にならなくて辛かった」とはっきり語ってくれました。これは昏迷という現象の本質をついた説明です。ナースに返事したい、手を握りたいという行為への願望はあるのだが、それが次の行動へとつながらない。従って表現できないという窮境です。これに引き続く時期の、行動のたどたどしさはすでに述べました。

もっと他の言い方では、目的行動が完成しない。退院後の時期でも、そのつもりで聞いているといろんなことを教えてくれます。「思っていたことが消えちゃう」とか、「記憶が分からなくなる」とか。これは最近ある患者さんが言った言葉ですが、「言葉の推敲《すいこう》ができない」と言われて、ああ、凄い表現をするなあ、と感心しました。

言葉を喋るというのは、頭の中で言語の順番を考えて、この話をしてあの話をして、なるべく人に分かるような表現の言葉を使って構成しよう、ということを頭の中で自然に準備するわけですね。準備しないでベラベラと垂れ流しに喋っているのは、電車の中のおばさんと女子高生です。普通はああいうお喋りというものはないわけで、ちゃんと話す時には「組み立て」「準備」そして「発話」になるわけです。で、この人は、どういうふうに言おうかな、と思って、こう言おう、と決めてもそれがポッと消えちゃうと。そこが白くなるものだから、「私は言葉の推敲もできないんだよ」って怒っている。「でも、それが分かったからよかったじゃん」と言ったら、「そうか」と、私に誤魔化されて引き下がりましたけれど。だから、こういう現象というものはいっぱいあるんだと思うんです。治りかけ、治る前には。

陰性症状は病気の始まりに出現――あとからではない！

ここではちょっと、これまで言ったことの繰り返しになります。テーマは同じだけれども変奏に変わったんだと思って下さい。

さっきから言っていることを補足すると、手足の動きや働きで言うと、随意運動ができなくなる。私がここで今、脳梗塞になったとしたならば、ここで持っている物がポトンと落ちます。つまり麻痺するからです。これを弛緩性麻痺《しかんせいまひ》と言い、ダランとなった状態で、ある時ベッドから目が覚めて……私は右利きですから、もし右側の運動をやられた場合には、口も利けない、ということが、最初に起きます。今の脳梗塞や脳卒中の治療には非常に急速な技術の進歩がありますが、昔はその後の時期に大概が痙性《けいせい》麻痺という、不随意運動を起こしました。下品なお笑いの物まねだと、震えながらよたよたしているオッサンが出てきます。あれが痙性麻痺。随意運動のコントロールができなくなったために不随意運動が生じたんです。

その痙性麻痺になった状態を陽性症状と言うんです。で、ダラーンと麻痺したものを陰性症状という。ここは中枢神経・脳に関する、絶対変えてはならない、科学としては変わらない原理です。

腎臓の病気で具合が悪くなったのは、どう悪くなったんですか、それからどういう働きがよくなったんですか、という問いに、「それは腎臓が悪くなっているということです」あるいは「腎臓がよくなっているということです」と言ったのでは、答えになっていない。少なくとも医学部の試験では、それでは×です。「濾過機能というファンクションがうまくないので尿毒症になっています」とか、あるいは「再吸収機能が悪いので低蛋白血症になっていますす」という説明を求められるわけです。

「患者にとっての不具合」はなぜ問われなかったか

実に不思議なことですが、「患者はいかなる不具合に困っているか」という設問を精神医学は伝統的にはしてきませんでした。他の病気ではあり得ないことです。痛みを訴えたり、麻痺した手足を示しますし、それが客観的にも認められるので、それを治療することに何の不思議もあり得ない。

伝統的精神医学の前提となる哲学は、理性が人間を至高の存在（他の動物にくらべて）にしているのだと決めつけています。そして、その前提の上に、狂気を理性を失った状態と定義しますから、「精神病者とは、そもそも何が彼の症状なのか自ら語り得ない存在だ」と規定されます。

言い換えると「狂気」が問題なので、自分で認識できて「狂気を治して下さい」と言う人は「狂気」じゃないことになる。理性とはそういう自己認識や自己批判ができることを保証するものなのだから、という考え方です。自分で分かってりゃ病気じゃないよ、分かってないから……という理屈。

それともう一つは、「こういう狂気は客観的に冷静に医者によって判断されるべきものだ」という、客観主義的な自然科学観が「『私にとっての不具合』は主観的な体験で、客観的観察よりはいわば位の低い判断材料だ」と決めつけがちだ、という事情もあります。自らの感じる不具合は、症状としては第二級の身分しか与えられないことになります。

「患者にとっての不具合は何か？」という問いの発生が邪魔されてきた理由はこれだけではないにしても、狂気に対してきた人間の認識の長い歴史では、この二つが大きいと思われます。他の要因としては、治療手段の問題があります。従来――二〇世紀の終わり頃まで――の治療手段は、精神科疾患による病的現象を解消させもするが、同時にその人の思考能力、記憶、内省などの高次の働きや、特にそれを表現する能力を抑えてしまうような治療手段――薬物などしかなかった。薬物療法が大幅に良くなったのはごく最近のことで、その改善点の大きなものはこういった、病気以外の精神能力と表現能力を損なわないで症状を改善するというところにあります。だから、これからの精神科は患者にとっての不具合の訴えに注意を向け、耳を澄ます気持ちがあれば、以前より豊富な臨床的材料を収穫できるはずです。

で、その不具合、機能障害を考える時に、「それによって誰が困っているんだ」が精神病現象を考えるときに重要です。つまり家族か、社会か、ナースか。そうじゃない。病人が困っているんです。病人をペイシェントというのは、我慢強い人という原義があるからです。

我慢強いペイシェントさんは何に困ってるんでしょうか。

不具合というからには、それまでできていたことができなくなったという現象です。健康な機能が喪失ないし減弱することを指して陰性症状といいます。脳梗塞で運動麻痺を起こすのがこれです。長嶋監督が現在苦闘しているリハビリテーションの主目的は、失われた機能の回復です。この陰性症状は病気の始まりに出ます。ある朝目覚めたら右手が利かなくなって（弛緩性麻痺）、同時に喋れなくなっていた（失語症）というのが典型的で、それまで何ともなかったのにそうなったのだから、これは病気の始まりと同時に最初からある。すでに言ったとおり、この「最初からある陰性症状」という発想が現代精神医学界では簡単には通じません。

「したいことが実現できない」

どんな症状か、外来通院の人が「買い物ができない」ということについて少し詳しくお話しします。この人は、今はほとんど痕跡なしによくなっています。だけど私の所に連れて来られた時には、マサオ君という末っ子が、これぐらい（四歳ぐらいの背の高さ）の年に私は病気になったんだけれども、今いるマサオ君はこんなに（中学生）大きくて、どうもそこが繋がらなくて困る、というような話で、我々の業界で言うと「できあがっちゃった人」じゃないかな、と思っていました。今、孫が四人ぐらいいて、この前なんかは海外旅行にも行ってきたし、年中旦那と旅行に行ったりして、非常にハッピー。まったく何の症状もありません。今見たら、ほとんど分からないぐらいよくなった。

二回だけ入院しました。この人が私に、こういうことを言うんですね。「買い物ができないんです」と。買い物なんてできるじゃない、と言ったら、「そうじゃない」と。「何ができないのよ？　前は何ができたのよ？」。どういうことかと言うと、カレーライスを作ろうと思って出かけました。肉屋さんで肉とカレールーを買って、八百屋さんでニンジンを買って、ジャガイモを買って、それからもう一品ぐらいお刺身でも買って、それから帰りにクリーニングに出していたものを取りに行こうと。そういうことを頭の中で準備して、それにはこれぐらいお金がかかるから、といってお財布も準備して持って行って、ツーッと行ってツーッと帰ってきたのよ、と。それができるの？　と訊いたら「できないのよ」と。ここで「メモして行けばいいじゃない」なんてバカなことを言ったところでしょうがないんだけど。「じゃあ、あなたはひょっとすると、買い物に行って豚肉を買って、それからハンガーに吊るしたできあがったランドリーを持って、お家へ帰って、二つを並べて、『あら私は何をするつもりだったのかしら』ってそういう途方に暮れている人なんですか？」と訊いたら、「それほどじゃないわよ」と怒りましたが、「まあ似たようなものね」とは言いました。

この人はだから、電車に乗れないんです。乗れるんだけれども、乗り換えができないんです。乗り換えができない人って、いっぱいいます、病気じゃなくても。地下鉄を二回乗り換え、なんてことになったらお手上げになっちゃう人もいっぱいいる。つまり、あらかじめ、ああやってこうやってあそこで乗り換えて……というふうなことをピシッと頭の中に刻み込んで出て行く、ということをやればできるんだろうけれども、とてもそこまでやっていられない。さっき言った「推敲できない」というふうに、白くなって飛んじゃって、とてもそこまで行動の準備ができないということのようでした。

今は、自転車に乗ってスーパーへ買い物に行けますから、私は以前のことを蒸し返しませんけれど。「前はこうだった」って精神科医は絶対に言ってはいけない。

病前・病後のもっと軽い時期には、これもよくあることですが、「瞬間的に記憶が分からなくなる」とも訴えます。しかもこの人たちは、もともとが新しい状況に対応することが下手で、決められた通りに動く人たちですから、これが起こってしまうと非常に困る。だから病気に至る前の苦しい時期、なんだかうまく行かないなあ、どうしてこうもうまく行かないのかなあ、という時期があって、ボンと発病、というところに行くんだと思うんです。その時に彼らが困っているのが、こういうことです。すなわち、「したいことが実現できない」。

この不具合「できなくなっていること」については、後でまとめて話すことにして、ここではこれまでにしておきます。

「行為」には「意図」を作ることが必要

ちょっと専門的な話になりますが、行為というのは、例えば話すことについて言うと、これから何を話そうか、と言葉を準備し、文法的に正しい語順を組み立て、話す順序（時間的）を次に、あれを語りその後にこれを、と組み立てます。ここまでは脳内の準備作業です。こういうことを担っている脳の部分を、私は意図《インテンション》センターと呼んでいます。意図を作る——分かり易く言うと、次の行動計画を作っている脳の部分、という意味です。

そういう行動計画作成は予測に基づきます。今までの経験からこの先にはこういう事態が待っているだろう、だから——というかたちで、記憶《メモリー》からの情報を求める。メモリーを探すのはそれだけではなく、例えば言葉の選択だってメモリー・デポにあたることになる。

記憶の呼び出しと正しい選択に基づいて行動計画を組み立てる。そういう仕事をする大脳皮質には一五〇億のニューロンがあり、それをつなぐ連結器のシナプスはその数千倍から数万倍あるという膨大なシステムです。それが順序よく発火しなければ、行動計画の作成は失敗する。

メモリーのデポが脳のどこにあるのかはよく分からないが、類似のものの記憶は比較的近接したところに蓄えられているらしい。それだと猫とチータ、薔薇《ばら》と牡丹《ぼたん》はたぶん隣あたりにいるんだろうと思いますが、そういう紛らわしい情報が勝手に発火しては行動計画作成に邪魔になる。だから、計画作成中の脳は極めて強力な統制を脳内の他の部署に及ぼしているにちがいない。逆に言うと、「脳内の統制が保たれるためには行動を準備するという活動性が必要だ」とも言えそうです。だから、「行動計画作成がうまく行かないのは、メモリー関係の調整がまずいから」なのか、逆に「計画策定とその実施がうまく働かないから、メモリー関係の調整が混乱する」のかは、問うてみる価値のある設問です。

これは後の方でも論じるのでこの辺にしておきますが、精神分裂病の精神病理に引き直すと、「幻覚妄想状態が先で昏迷が後」なのか、「昏迷が先で幻覚妄想状態は後」なのかという問いになります。

ワーキングメモリー

意図《インテンション》を作るセンターは、大脳皮質前頭前野の四六野にあります。その機能を一時、「ワーキングメモリー」と言いました。今でも言いますけれども、この言葉はちょっと誤解が多いので、大脳生理学ではあまり使われなくなったようです。澤口俊之さんは「動的オペレーティング・システム」という呼称を提案しています。[2]

前頭前野四六野というのは、額の上側方のあたりで、ジェット機のコックピットに当たるところ。昔からここが「精神の座」とか「魂の座」とも言われました。それから前頭葉症候群といって、ここの部分をバサッとやられた人の記録は、精神医学の教科書にもいっぱい載っています。

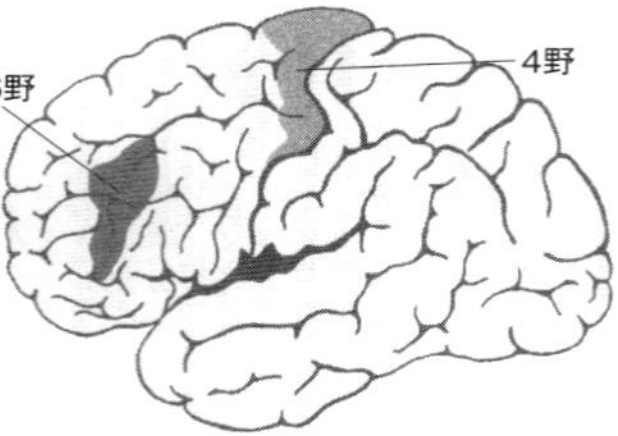

大脳皮質46野と4野の所在

この四六野が遂行する予測的行動のプラン作成を、大脳皮質前頭前野の世界的権威であるJ・フスター[3]は「行動の構造」と名付けています。この「行動の構造」から、後方の手足その他の運動制御センター（四野）へ指令が行く。その後はほとんど自動的に進むようです。

その時に、ただ行動を指令するだけではなくて、計画を作る時に邪魔になる余計なニューロン発火を抑止するということをします。

セレモン、ラキーチ論文

分裂病者脳における四六野周辺の変化について、一九九九年に重要な論文、セレモンとラキーチの「ニューロピル減少仮説」が出ました。以前に私が「クロウの言っていることはウソっぱちだ」と言ったのは、この論文があるからです。[4] 今まで分裂病の人の脳の研究として、分裂病者の脳が縮んでいるとか脳室がでかくなっているとか、たくさんの論文が書かれました。なかには、ほとんど眉唾《まゆつば》みたいな話も少なくない。

特に問題なのは、はっきりした科学的なエビデンスとして証明するためには、「分裂病である」という確定診断が必要で、それには定義上ある程度の時間経過が必要になることです。それから、長く病んだ人たちの脳を診ていたということもあって、脳の所見ではこうだと言っても、「長く服用した薬のせいだろう」とか、「長期収容のせいではないか」というクレームがついた。ウイングが言ったような「ネガティブ・シンプトムは長期収容の産物だ」というようなことを、除外できなかったわけですね。

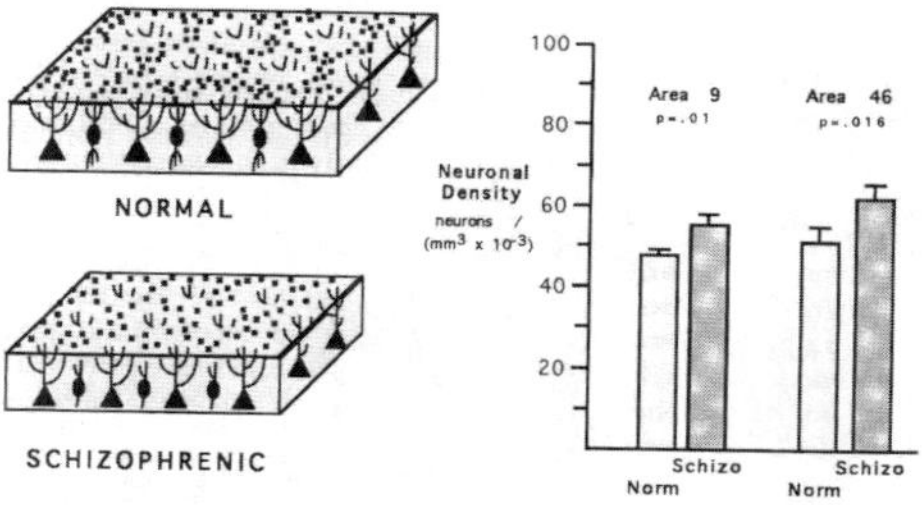

大脳皮質46野周辺の模式図
Selemon LD, Goldman-Rakic PS (1999) “The reduced neuropil hypothesis: a circuit based model of schizophrenia” Biological Psychiatry 45: 17-25

　この研究で対象となった脳は、始まってから間のない緊張病型のはっきりとした分裂病の人たちで、発病後間もなく亡くなった患者さんたちです。これは悲劇的なことですが、ほとんど自殺した人たちの脳の研究です。だから、さっきも言ったような長期の薬の服用や、長期収容というようなバイアスはかかってはいない。

　その結果分かったのは、図に示すようなことです。

　一方はノーマル、他方は分裂病脳です。これは模式図ですから、誇張されています。真にこれほどの差異があるわけではありません。容積がほんのちょっと小さくなっている、それもさっき言った四六野の、この周辺の容積が、少し小さくなっていると。これは何を示しているかというと、分裂病者の大脳皮質、特に四六野周辺で皮質容積の減少が生じていること、それからその部分でニューロン密度が正常者脳よりも増加しているということです。

ここは重要なポイントなので強調しておきますが、皮質容積は減少、ニューロン密度は増加という所見です。私たちの誰しもが医学部で習ったように、「脳の容積が変化している」と言われると、普通は「神経細胞《ニューロン》が減っているのだ」と思うわけです。ニューロンから枝分かれが出ます。細かいことは言いませんが、要するにトランジスタと配線みたいなものです。従来、「脳の疾患というのは、この細胞が減ってしまうんだ、だから分裂病もそうに違いない」と思われてきたわけです。「容積が小さくなれば、このニューロン部分が減っているんだろう」と思っていたわけです。

ところが調べてみると、病気の人のニューロン密度が増えている。つまり、容積がちょっと減っている分だけ、ニューロン密度が高くなっているということが証明されてしまった。ではどこが減ったのか、という話になりますね。それはニューロンとニューロンの隙間《すきま》だろうという話になる。この「隙間」をニューロピルと言いますが、そこには何があるのだろうか。隙間には回路、簡単に言えば電線があります。どうもそこが少し減っているようです。つまり回路、サーキットが弱いのではないか、ということになってきた。

「友軍」四六野を生かせば回復する

今日の脳科学が、精神分裂病について一応は言えるところは、「遺伝によって一次的に決定せず、むしろ神経発達的な病気である」ということでしょう。前から精神科医は、「後からの育ちがずいぶん影響する」、と言ってはいたわけです。発病した時にすでに些細な脳の形態異常があり、しかもこの形態異常は進行しない。かつて「早発性痴呆」と呼ばれていた頃には、脳の病変がどんどん進行するんだと言われていましたが、そうではない。またその脳の形態異常の本体は、ニューロピルの減少だと。ニューロピルっていうのは隙間です。いろいろな配線が入っているところ。つまりニューロンは減らないでニューロン間隙が減っているからニューロン密度が増加している。回路の他には血管とニューロン間の充填物質と見なされていたグリア細胞[6]が入っている。アルツハイマー病などのニューロンが消失する病気では、このグリアが増えている所見が顕著で、グリオーゼとも呼びます。もし、分裂病が、ニューロンが減少する病気なら、この所見がないとおかしい。

結局、今言えることは、回路形成の配線が少し弱いのかなあ、というぐらいなんですね。

二一世紀に入ってから、ニューロンが胎生期から周産期にかけて膨大な規模で減少するという所見が実験動物（ラットやマウス）では証明されています。ヒトでもニューロンおよびニューロンをつなぐシナプスの大規模な改変が生じているだろうという推定は可能です。

私が習った頃の脳科学では、ニューロンの数は増えないという説を教わったものです。大脳皮質は生後変化しない、だからスキゾフレニアは……という説が一九世紀末以来ずっと続いていたのです。

これから脳の探求が進むと、このあたりのドグマには風穴が開くでしょう。それ次第ではこの病気のタイプ分けや分類も変化し、治療手段も多様化するでしょう。

それでは、今の段階でこの疾患にどうアプローチするのが適切かと言えば、先ほどから触れている予測訓練的な行動練習や作業療法や職業訓練が効くだろう、と私は思います。次に何をやろうか、どういう手順でやろうか、それから、途中で妨害が発生したらどうしようか、と一緒に考えて、ちゃんと頭の中で計画を立てようね。じゃあ、行ってらっしゃい、と言って、ナースは後ろで黙って我慢して、手を出したいのをこらえるあまり、じたばたと足踏みをしながらでも待機する。幼稚園に初めて子どもを送り出すお母さんと同じです。

その時にやっているのは、要するに前頭前野の機能を再活性化しようという療法です。だから、それを潰しちゃうような治療法はダメだよ、ということになる。言い換えるのならば、四六野というのは、「治療的同盟者」である。分裂病の薬物療法は、最近になっていわゆる「非定型」抗精神病薬が開発されて大いに有用性を発揮していますが、今も相当量使われている、定型抗精神病薬の強力な薬というのは確かに陽性症状を消すのには有効だけど、同時にこちらの前頭前野の方も抑えちゃう。四六野は同盟者、いわば友軍です。友軍を爆撃してはいけません、ということになります。

急性・慢性を引っくり返そう

精神分裂病という病気のつくり、または構造がどうなっているのかを考えることにします。

ごく簡単な話では、従来から言われている分裂病というのは慢性病なのか。そういうわけではなくて、急性と慢性と両方ある病気なのか。それとも、急性の病気と慢性の病気は別なのか。「急性の分裂病と慢性の分裂病が違う病気である」という説は、かなりあるんですね。ひょっとすると、それが証明される可能性もなきにしもあらずですが。どうも私たちは、長年やっている経験からは、違わないなあ、と。やっぱり同じつくりをしているんじゃないかな、というふうに思っています。

それとも慢性に見えるけれども、急性の島の連続なのか。腎臓病で言えば、ネフローゼという病気は、確かに慢性病だけど、時々パッと燃え上がって急性になる。病気そのものは消えはしない、だけど燃え上がるものを止めておけば、進行を遅くできる。それと同じようなつくりなのか。パッと燃えていったん消えて、パッと燃えてまたなるのか。その間隔が非常に短いから、ずっと繋がっちゃって、結局ずーっと病気のように見えるのか。

とにかく分裂病と言えば慢性病と、一方的に進行して治らないときめてかかって「エー、分裂病は慢性の病気ですからねえ」と言われてもね——現象的に、あるいは社会的な処遇を考える時には、そのように理解した方がいい場合もあります。年金診断書を書く時とか、福祉的な政策を立ててもらうという時には、それは極めて重要な視点です。それを私は否定なんかしないけれども、だけど、医療者、医療サイドにいる人間が、ただ「慢性だ」と教わったから「慢性だ」と言ってそこで思考停止するのは、ちょっと困る。もう一回頭を引っくり返してみましょうよ、ということです。

お団子モデル

陰性症状と陽性症状について、もうすこし柔軟に考えることもできるんじゃないか。この二つは、同じものの異なった様相《アスペクト》の現れなんじゃないかな？　と考えることもできます。アスペクトというのは、九九ページの図に見るようなもので、見方を変えることでウサギにもアヒルにも見える二つのアスペクトが存在するような現象です。

これと同じようにとは言いませんが、頭の体操として、陰性と陽性が、全然別のものなんだと思い込んでいるのを考え直す材料になるかも知れません。陰性症状、つまり「できなくなっている」というものと、幻聴が聞こえたりして騒いでいる陽性症状というのは、一見別のようだけれども、実は同じものがこっちを向いたりあっちを向いたりして、別の顔を見せてるんじゃないか、とそんなことなどを、ちょっと考えてみてもいいんじゃないか。

九七ページの図のAは陰性陽性が両方共存していて、軽くなったり重くなったりするが病気は残っているという、伝統モデルないし精神科の常識モデル。この図では表現されていないもう一つの伝統的見解は、病気が長引くにつれて社会的能力は右肩下がりに低下し続けるという説だが、これは間違い。実際には、加齢と共に人間が練れて来て、むしろ適応はよくなります。ただし、閉鎖収容処遇下では上の謬説《びゅうせつ》が実現してしまう。むしろ、年とともに話が分かるようになって、少しは良くなってくる。完全に働けるようになれ、なんていうのは無理な話であっても、実はハンディキャップを負って自立できるようになる人の方が多い。

適切な退院後リハビリテーション援助を受けた集団の長期予後の調査があります。これらは、ほぼ時を同じくして違う場所で、相互に独立に行われた研究調査の施設名と対象患者数および、それぞれの退院後経過時間を挙げています。みな二〇年以上、最長は四〇年近いものです。結果は、遠く離れた場所で行われた調査であるにもかかわらず、ほぼ一致しました。五五パーセントの患者たちが、普通の人々とほぼ同じ生活をしていた。ヴァーモント報告では、この「ほぼ普通」という意味を「そばで働いている人々が、普通の人だと言う」と「当時のヴァーモント州の平均年収約一万ドルに近い収入を得ている（実際は平均九七〇〇ドル）」という極めて明快な基準で判断しています。

だから、右肩下がりにどんどん低下して痴呆になるなんてのは、まったくのウソである。ウソと言って悪ければ、科学的真実ではないと言い直します。

図のBは、ちょっと遊んでます。この図のパワーポイント・ヴァージョンでは、ちょうど床屋さんの目印みたいにグルグル回ります。あれは青が出たり赤が出たりするでしょう。これも、時間と共にある時は青が出、ある時は赤が出る。ある時は陰性が出て、ある時は陽性が……というふうに。実はねじりあって時間と共に進行するのか？　と、これも半分冗談みたいな話ですが。

図のCは「串団子モデル」。急性の島じゃないの？　というのがこれです。時間と共に急性、急性、急性と断続するけれど、間隔が短くなればくっついて見える。結局、ずーっとつながった形になって見えるのかも知れない。

そこで肝心なのは、この一つの島がどういうつくりをしているのかです。そこで図Cのお団子の一つを解析したのが図Dです。点線が陰性症状、実線が陽性症状とします。さっきから話していることが、点線に沿って生じる経過をモデル化すると——。

①なんだか、やることなすことがうまく行かない。たどたどしくて何をやっても目論見通りにならない。へんだなあー……。時々頭が白くなってしまう、おまけに時々考えが止まってしまう。

この辺までが徐々に進行する陰性症状。②しかも、どうも自分が世間の常識とは違うことを考えているたびに止まる。誰かが見ているんじゃないか？　誰かが俺の頭を覗いている、俺の頭を盗聴器で聞いているんです、と確信する。③ここまで来ると陽性症状に転換し始めている。

　こういう形で、おそらく陰性症状というのは、じわじわじわじわとあって、それが耐えがたくなった時に、陽性症状というのは非常に派手な形でボーンと出てくる。治る時も、確かにクロウが言っているように、薬物によって……今の薬物は相当に良くなっていますからスーッと良くなるんだけれども、④陽性症状の治りに比べて陰性症状の方の治り方がちょっと弱い、そういうカーブになるようだ。

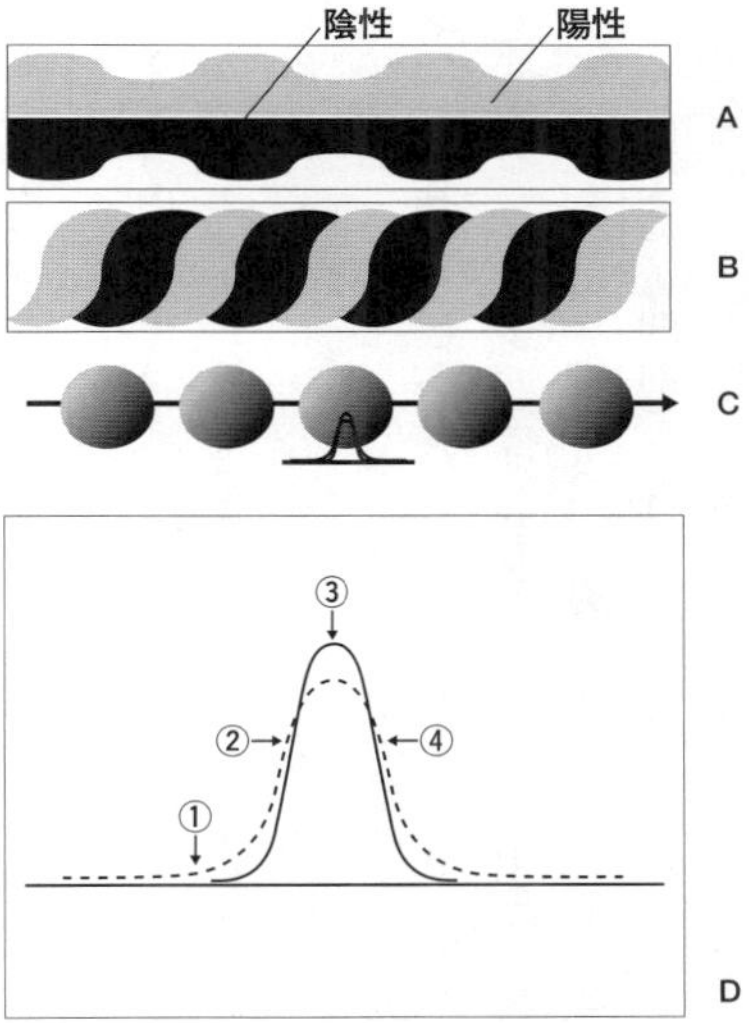

　ただし、私は急性期から離脱するところでの治療の良し悪しによっては、だいぶ歩留まりが違うと思います。中二階（④）くらいの陰性症状が残った状態で、そのまま行っちゃっているのもかなり多いんではないか。治りかけの時期のこちらの接触の仕方というものが、非常に重要になってくるだろう。だからリハビリテーションというのは、そこのあたりからすでに始まっている、と見な

ければいけない。

見え方の違い

これ（次ページ図）はよく出てくる知覚の騙《だま》し絵《え》です。これはウサギにも見えるし、アヒルにも見えるでしょう？　片一方しか見えない？　ちょっと姿勢を変えると、これがアヒルのくちばしで、これが目だと。または、これがうさちゃんの耳で、向こうを向いているウサギだと。そのどちらにも見える。こういう現象をアスペクトの転換と言います。アスペクトを変えることによって別のものに見える。半分冗談ですけど、陰性と陽性だって、ひょっとするとこちらの見方によって違って見えているのかも知れない。

これはまた専門的になりますが、H・ジャクソンという人がイギリスにいます。そして彼の説を継承発展させたのがアンリ・エイ[7]というフランスの精神病理学者です。これは器質力動論[8]というんですが、この説はいまだに誰も論破しておりません。ところが、クロウ氏は変な人で、自分の国のジャクソンから始まっているこれを、「ジャクソンなんて知らない」と論文に書いているんですよ。もっと単純な話だ、と。「ないものを陰性、あるものを陽性と言うんだ」と言っているんですけど、これはちょっとまずいんじゃないかなと思ってます。クロウがそういうことを言うのには、理由がありそうだと私はむしろ善意に解釈してるんですが。

ジャクソン＝エイの学説は、中枢神経系の障害の基本原則に基づくものです。どういう原則かというと、中枢神経系には階層構造を持った作動原理があり、上位の中枢が下位の中枢を支配している、というのが生理的原則。そうして、この系の損傷では上位の神経支配の喪失による主な障害を陰性症状と言い、その上位中枢のコントロールの喪失によって下位中枢が自律的に亢奮した結果を陽性症状と言います。しっかり握ってないピストルが自動的に暴発するようなものです。神経系の亢奮はニューロンの発火ですから、この比喩は当たっているかも知れません。

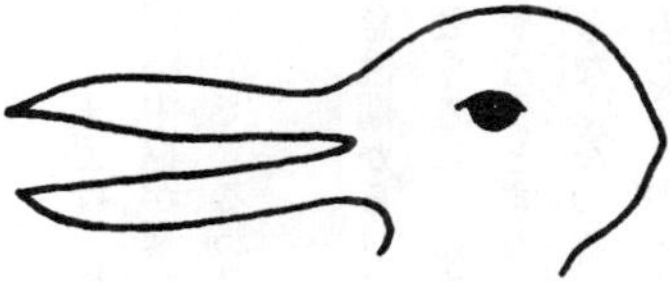

アスペクトの転換（ウサギとアヒル）

さっきも言いましたが、麻痺もそうです。弛緩性麻痺という陰性症状が始まり、この上位のコントロールの喪失による二次的な、続発的な下位中枢の暴走によって不随意運動という陽性症状が出る。震えたり、意志で制御できない異常な手足の運動が出現したり。

この原理を私の図（七六ページ）に合わせると、ただたどしさから始まって、最終的には言語や行動を組み立てることができなくなってしまうのが、最初にあるメインの障害だということになる。世上に流行している「陰性症状は続発性の残遺障害だ」というのは間違いだ、という医学的、つまり中枢神経系の作動原理に根拠を持つ科学的説明はこれです。

ところで、今言った意図的な行動計画の作成は四六野が司っています。四六野がストップしてしまえば、後に述べるリンビックシステム、情動とか意味とかそういうものを司っている回路中枢が暴れるだろう。それが幻覚・妄想状態だ、というふうな一つのモデルを立てることができるわけです。

急性期からリハビリを

要するに、陰性症状とは行動の組み立ての失敗だ。脳内設計部の失敗です。意図して何かをやろうとする気持ちはあるんだけれども、それをどういう手順でやろうか、ということができなくなっている。

もしそうだとすれば、急性期治療とリハビリテーション[9]というのは目的も方向性も一致する。同じものであるということが言えると思います。途中からリハビリテーションが始まるのではない。最初から機能回復的な治療。急性期の治療というものは機能回復的志向性を持ち、それをナースが助ける。ですから、もうできるようになった患者をいつまでも隔離しておいてはいけません。

私は「社会復帰」、「受け皿」という言葉が嫌いです。人を隔離収容するから社会に復帰させなくてはならなくなるんだろう？　さっさと治療して家に帰せば社会復帰なんかいらないじゃないか。もちろん病気だから重いものもあるし、ある程度の期間養生しなければならないものだってあります。もう「社会復帰」という言葉はやめたらどうかと思ってます。それから「受け皿」に至っては、聞きたくもない。つまり「七万床の患者さんは減らしましょう」と院長さんに言うと、「受け皿がありませんから」と答えるのが教理問答のように定式化されている。

回復とリハビリテーションの過程というのは、患者さんの成長過程とほぼ同じです。成長して学んでいく、学習していくという過程。それを、例えば中学校に進むという場面で言うのならば、中学校は小学校の受け皿と言えるのか？　大学は高校の受け皿か？　会社は大学の受け皿なのか？

第四回講義　現実と妄想

「病識」による思考停止

「言葉の問題」を主に取り上げた時に、例えば「病識」という言葉があって、これは私はあまり好きじゃないと言いました。その後ナースから「使っちゃまずいのか」と質問されました。言葉を弾圧する、ということはよくない。病識っていう言葉が歴史的に使われているんだから、それを使うことは一向に構わないわけです。そういう意味で私は非難しているんじゃない。ただ、「病識」という言葉が出てくると、「この患者さんは《病識》がないのよ」って言った途端、そこで議論が止まる傾向が強いんです。非常に変な妄想を抱いている人がいて、なかなかそれがよくならないと、「どこが問題なのかしら?」という方向の思考が進まないで、そこで議論が終わるということが問題なんです。

何故かというと、そういう言葉によってくくっちゃうからです。まだ拡がっているものを、梱包してしまうということによって、そこから先に進めない。この人はなんでこんなにおかしなことをいつまでも言っているのかねえ、ということが一つ先に進まない。例えば、こういうことです。「私にはアメリカ人の夫がいて、港区にマンションを借りて住んでいるんだ」と言う人が、今も入院しています。こういう人に対して「病識」と言った途端に前に進まなくなる。これには、二つあります。

一つは、「この人は何故、こんなことを言っているのだろうか」「なんでこんなことを言っているのかしら？」ということを問わないで済んじゃう、ということ。「妄想で《病識》がないからよ。それが病気なのよ」――そこで思考停止が起こります。

もう一つ、もっと大事なことは、例えば「ああ、あなたの旦那はアメリカ人なんだ」とか「商売は何しているの？　背が高いんでしょうねえ。アメリカ人って、女の人の扱いはうまいのかなあ？」という、会話ができなくなるんです。「病識がない妄想患者を相手になにやってんだお前、妄想をまともに受けてんのか」と言ってぶっとばされる。患者にじゃありませんよ、同僚や先輩の医者に。

これは実在の精神科医で、私より若い人で、今は開業して熱心にやっている、とてもいい先生がいます。けっこう茫洋《ぼうよう》とした先生で、彼の入局直後の患者の話で「先生、テレパシーで、この頃、よく自分の考えが他人にわかっちゃうんだ」と、「困るんだ」と言うから、彼は本当に、「ああ、そこまで発明されたんですね」って、言っちゃった。「あいつは本当に、あれを信じたんじゃないか」と。まさか、って言ったんだけれども、「いや、あいつはそういうこと信じかねない奴なんですよ」って、心配性な奴が俺のところに来て。「へえー」と思って。でも案外伸びるかもね、と思っていたら、やっぱり伸びましたね。その人は。変に歪まなかった。つまり、そういう――彼が一体それを承知してやったのか、信じ込んでやったのか、よくわからないんだけれども――「相手の妄想の中に入ってみようか」というスタンスが取れなくなります。

表現の問題――双互的な

「プレコックス・ゲフュール」についていろいろ言いましたけれども、要するに私が言いたかったのは、〝brute facts〟としての笑いの元になるものは、確かにある。それが出てこないのは、こっちが悪いのかもしれないということです。つまり、相手が表現（express）できなくなっているのは、こちら側からのエクスプレスがないからではないか。

ブルート・ファクツ、あるいは私の言葉で「微笑みの原基」と名前を付けたもの、それは放っておいたら出てこない。エクスプレスされない。こちらから、治療者の側がエクスプレスして、エクスプレスとエクスプレスがぶつかり合うことによって、こちらから表現する、向こうも表現するという相互関係ができ、それがいったんできればもはやブルートじゃなくなる。そういう過程がたしかにあるというのが、私の臨床体験だし、子育てした母親ならだれでも知っている事実でしょう。ブルート・ファクツから生まれてくるものをなんというか、「インスティテューショナル・ファクツ」[1]って言うらしい。人間化された事実になって、社会化され制度の中で生かされるものに転じていくというあたりが、ポイントかなと思います。

ちょっと横道にそれますが、エクスプレスの反対語はインプレスで、印象派はインプレショニストです。それへの反動として表現派が登場したのは、美術史上の事件ですが、精神病理学の領域でも表現の問題がもう少し重視されてもいいと私は考えています。

従来の精神病理学の大部分を占めるのは、その病理学現象のもとにある人が、外の客観的世界をいかに誤って知覚し解釈するかに関する記述と分析に力点を置いたものです。現実には存在しない敵を感じたり、その敵の声や物理的支配力を感じてしまうといった類のいわゆる幻覚妄想状態や、それが進んで異様な世界に住んでいるような病的体験などを主要な判断材料として診断がくだされます。これらはすべて知覚的異常が病気の構成要素として注目されているという意味では、インプレッション、つまり外から入る情報とその入り方を問題としていると見てよいでしょう。つづめて言えば情報のインプットに関わる異常です。

この講義の主目的は、「分裂病に罹患《りかん》した人は何ができなくなって困っているか」の発見です。彼や彼女の側から見た不具合です。インプットの異常というのは、第三者的な視点を導入しないと明らかにはならない異常です。なぜなら「正常な知覚」との対比なしには、異常の判定ができないから。簡単に言えば「あいつ、おかしいよ」の世界です。一方ここで私がいうエクスプレスの障碍は、本人にしかわからない不具合です。観察する側が意図的に視点を変えないと評価し損なうような機能不全だ、ということが私の指摘したい第一点です。

もう一つは、前にも述べたエクスプレスは相手なしにまったく内発的に発生するものではなく、相手からの——または、環境からの——エクスプレッションへの応答として出現するということ。それから、この呼びかけと応答は相互循環的に豊富なものに育って行く可能性を持つものだ、ということを指摘しておきます。

「グラディーバ」

「病識」という言葉にくくられた時に次が踏み込めないぞ、と言ったうちの、第二点の問題です。

　さっきの話だと、その先生は、「ええ？　そんなものが発明されたんですか、凄いなあ」って言っちゃった。そういう関係の取り方がとても難しくなるだろう、ということです。ここでお勧めするのは、「グラディーバ[2]」。私がこれを取り出したのは、「妄想と夢」というジークムント・フロイトの書いたものがあって、私は怠け者で、フロイト選集を持ってはいるんですけれども全部は読んでいません。私がちゃんと読んだと言えるのは「夢判断」「狼男」「ネズミ男」の症例と「性に関する三つの論文」、この「グラディーバ」っていう小編。それくらいしかないんです。読んだ時に非常に印象に残ったことが、患者さんと話す時に、いくつかの場面でここにある考え方をけっこう使えたので記憶に残った。たまたま新しい翻訳が出て、こっちの方が種村季弘さんという文学者ですから、この人の方が平易に解り易く訳しているかな、と思って買いました。もともとの、イェンゼンの『グラディーバ』っていう小説も一緒に付けて訳してくれているので使い易かろうと思って。

最初にこっちのフロイト選集[3]——二〇年か三〇年くらい前のものですけれども、これが「グラディーバ」のレリーフですね。フロイトさんっていうのは、ギリシャ・ローマの小さな——高いものは買えないからね、このぐらいの古物を集めるのが好きだった人です。

二〇〇〇年前に死んだ女性

グラディーバっていう人は、妄想の産物なんです。実際は、ツォーエ・ベルトガングっていう女性と、ハーノルトっていう若い考古学者の物語です。

このハーノルト君というのは、簡単に言うと凄いくそ真面目な考古学者、研究に没頭している。だけど、実はだんだんおかしくなってきている。それで、ある時このグラディーバのレリーフを見て、彼女に恋をしちゃうわけです。だんだん妄想ないし空想が膨らんでいって、「グラディーバっていうのはどこにいた人なんだろうか」とか、それから特に彼が非常に気を惹かれるのは、そのレリーフを見ればわかるんだけど、足がこういう（爪先だけを地につ

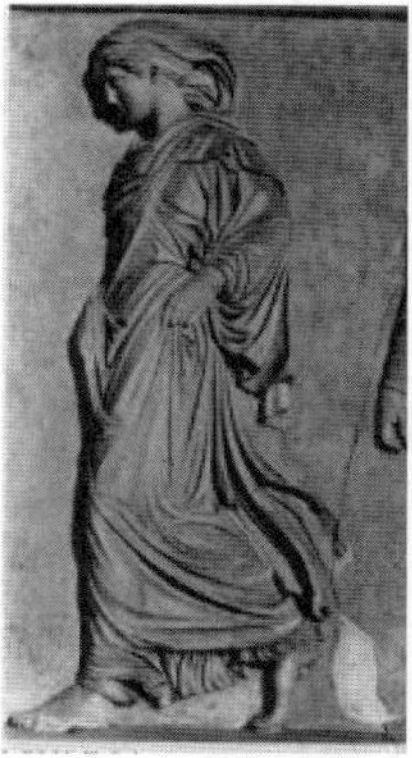
グラディーバのレリーフ

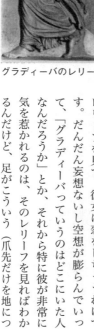

けて、反り返らせる）格好で、歩いているんです。で、その足の形がとても素敵で印象強くて、どうすればそんな歩き方になるんだろう、といろいろ思い巡らせたりして。これは古いものだからサンダルを履いていたんだろう、とか、この人は名家の娘だろう、とか。そのうちに「女性というのは本当にこんな格好で歩くのだろうか」ということが気になりだして、ドイツの街で路上観察をしようとするのだけれども、残念ながら当時のドイツはみんなスカートが長いものですから、なかなか今と違って足が見えない。無理して見ようとしたら、当時のドイツですから、下手すると監獄に送られるだろうと、非常に困った。

だけど、彼の意識のどこかに、「あの歩き方というものを、どこかで俺は知っている」という気持ちがある。それでこの人が、勉強に疲れたんだかなんだか知らないけれど、イタリアへ旅行に行って、最終的にポンペイという埋もれた街、火山に埋もれた街に到着いたします。その廃墟の中に入ると、まさにグラディーバが廃墟の壁龕《へきがん》のへこみのところに座っている。彼は混乱しつつ、そこでやり取りをしていくわけです。

そして小説は進んでいって、どうも変なんだけれど、このグラディーバは彼の中では、あのポンペイの噴火の時に死んだものとなっています。死んだ人である。だからこの墓の街にいるんだ。そこへまたいろんな妄想を作っちゃう。その時に彼女は恋人と二人で横たわって死んだに違いないとか。それで怒ってみたりする。いろいろ煩悶するんです。で、彼女は彼を実は知っている。伏線がいくつも敷いてある。彼は一度だけドイツの街で「グラディーバを見た！」と、自分の窓から追いかけています。追いかけるけれども、それが消えちゃう。寝巻きのまま飛び出して行くんだけど。実はその女性は、彼のことを知っていた。しかもドイツ語を喋る。「ドイツ語を喋るグラディーバ」なんて、おかしいわけです。ポンペイで二〇〇〇年前に死んだ人が。

真相は、グラディーバじゃなくて、ツォーエ・ベルトガング。ベルトガングっていうのは、「綺麗に歩む」というようなドイツ語のようです。ベルトガングっていうお嬢さんで、これまた考古学者の娘で、なんと、このハーノルトの家の斜め前に住んでいる人だった。二人は幼馴染《おさななじみ》だったということになっていきます。だけど初対面からしばらくの間は、彼はそれに気付かないわけ。全然気付かないし、気付こうともしないで、ひたすらグラディーバ相手に話している。だけどどう考えたって、そのグラディーバがドイツ語を話すことを始めとして、どうも俺のことを知っている、これは不思議だなあ、と。そしてだんだん、最終的にはそのグラディーバっていうのは前から知っていたあのツォーエだった、ということが分かって、めでたしめでたしになる。二人はそこで、結婚しましょう、ってそこまでいっちゃうんです。

二重性を引き受ける

そのやりとりの中で、私が昔読んで非常に印象に残っていたのは、彼女がただちにリアリティーの方向に持っていこうとしなかったんですね。何回か、戸惑うんだけれども、「私はグラディーバよ」に近いような行動をする。そういう、二重の、グラディーバであり、本当はツォーエ・ベルトガングであるという、二重性を彼女は引き受けるんです。あるところから。最初は、「何を言ってるんだろう」って思ってる。白い花が出てきたり、赤い花が出てきたり、道具立てはいろいろあるんだけれど。そういう彼女のポジションの取り方というか、コミュニケーションのやり方というものを、フロイトがその小説を読んで、「私はこう考える」と分析したのがこの「妄想と夢」という小論文。この本の後半なんです。で、実はこの旧訳も読み直してみたんです。これを読んで。そうしたら、翻訳は旧訳の方が私には読みやすかった。

さて、この本の一六六ページの最初のあたりに書いてあること。フロイトはどういうふうにここで書いているかというと、「正常と名付けられている心的状態と、病的と名付けられているそれとの境界線は、一部分は慣習的に設けられたものであり、他の部分は非常に曖昧模糊としているから、恐らく誰でも一日が経過するうちには、幾度となくその線を踏み越えていると言っても構わない程である」と言っています。また「健康状態からのほんの僅かの、そして調整可能なさまざまなずれも、それに劣らず精神医学と関係している。それどころか、このような僅かなずれを通して初めて精神医学は、健康状態と重い病状の双方を理解することができるのだ」、というようなことも言ってます。

片一方は小説だし、片一方は医学論文。フロイトとしてもかなり遠慮して、小説を精神医学的な論文に使っていいものか、と自問しながら書いておりますが。

幻の恋人

ある妄想ができあがって、その妄想が非常に強固で、術語的に言えば「訂正不能」。絶対に頑張る、それが本当なんだと。

ある女性が、「昔、一緒に勤めていた人が自分と結婚することに決まっている。どうしても、もう一度会いたい」と。何回もストーカーみたいなことをやって、挙げ句の果てに、自分がこういうことをやれば彼に会えるんじゃないかと思って、ディズニーランドの楽隊に突っ込んだ。突っ込んだと言っても、別に人に怪我をさせたわけじゃないけど。これが、絶対やめない。これは別にフロイトみたいにやれば治ったかもしれないって、そういうことは言いません。それから、今入院している人でも、港区にアメリカ人の夫がいると主張してやまない。そんな人は、年中あるんですね。

特に、割に高齢というか、三〇代後半から四〇代の、女性のキャリアウーマンが上役に恋愛妄想を抱いて大騒ぎ、なんていうのはかなり、年中あります。昔はそういうのは女性に多かったんです。最近は男が罹《かか》って、ストーカー行為をしてパクられたりしていますけれど。だから恋愛妄想っていうのは非常によくありふれている。で、やっぱり扱いを間違えるとなかなか治らなくなる。

今まで入院していた女性の妄想性障害の人っていうのは、大体私の感じでは、治っています。だけど治った後でも、訊けば不機嫌そうに「それは真実である」、というようなことを言う。妄想っていうのは、常にそうなんです。では一体、妄想っていうものをどうすればいいんだっていうと、これはまた、別の話になります。

妄想への対処

妄想は、いくらほじくり返して、それが真実ではないということを指摘しても、治りません。さらにその上を行く妄想を作成するから。「人間の脳と同じことをできるコンピュータが地球上にできたに違いない」と。「それを使って俺の脳を覗いているんだ」と、こういう人がいたんです。

その当時はまだ、コンピュータはハシリだったから、でっかいコンピュータはビル一つ分くらいある。「お前、人間の脳と同じくらいのものを作ったら、一日に東京湾の水を一〇杯汲《く》んできて冷やさなきゃ冷えないっていってるよ」と言ったら、「ああやっぱり。やっぱり地球じゃ無理なんだ。やっぱり宇宙人なんだ」って、こう来ちゃった。常にこっちの反応を超えて行くから、妄想とは絶対、ディスカッションしても始まらない。

だけどグラディーバのように、一部受け入れるやり方がある。ツォーエは、一部を引き受けつつ一部は覚めている、という微妙なスタンスを取ることによって、彼をうまく誘導していくわけです。それでフロイトが言っているのは、「妄想の強さというのは、その訂正不能性というのは、ある真実に支えられているのだ」と。

この論文は二つのことを強調しているわけで、一つは、ダブルの、二重性を持ったコミュニケーション――一方で容認しつつ、一方で冷静であるというそういうスタンスが、まさに精神科医のスタンスだ。精神分析医のスタンスとは、そういうものだということ。これは精神分析論の一番始まりの頃の論文ですからね。二〇世紀の始まりの論文、そこで、二重のスタンスを持った接近の仕方は正しいんだ、ということが語られた。

抑圧

もう一つは、この妄想の強さはなんらかの真実に支えられているのだということ。その真実とは何かというと、彼の場合には、非常に抑圧された性愛的な、エロティックな願望である。願望、ないし感情である。彼はどこからか学究だけになってしまって、女性的なものとか、エロティックなものとか、そういう感情をすっかり抑え込んでしまった。フロイトの説明では、それを強く抑圧したと。抑圧したけれども、そこにあるものは否定できない。立派な男なんですから性欲もあるし、女性への興味もあるし、結婚願望もあるだろう。けれどもすっかりそれが抑えつけられちゃって、抑えつけられたままに、あるぞ、あるぞと叫んでいるようなものだ。だから、その一種の妄想の種は、結局、真実の何かだと。この場合は、感情だと。そういう情動的なものだ。抑圧されていた情動の強さだ。

「そもそも治療を始める基となった症状は、その症状が現れる前に行われた抑圧および蘇生の戦いの沈殿物以外の何ものでもなく、戦いの源となったその同じ情熱が再び高潮に達して、初めて解きほぐされ、洗い流され得るものだからである」と書いてます。

その次には、「精神分析療法とは、すべてある一つの症状に憐れむべき妥協という逃げ道を見出して、抑圧されたままでいる恋愛を解放する試みなのだ」と。その後には、そういう情熱っていうのは大概医者——こっちに向いてくるよ、っていうことが書いてあります。

つまり、患者にとっての妄想の真実性というものを支えているのは、そこで抑圧されている情動、ないしは感情の真実性である、と。この場合は、エロティックなものでした。それがグラディーバっていう形式をとった。これは、抑圧されたままでなんの形式も持たないでいれば、わけのわからない落ち着かない気持ちでしかないわけです。それをグラディーバっていう様式ないし形式を得た。それによって、一つの妥協として、実在しないポンペイで死んだ娘というものが浮上してきちゃったわけです。非常に強い情緒が結びついているから、彼にいくら「グラディーバなんていないよ」って言ったって、「だっているもん」、ということになっていくわけですね。放置すればそれは、統合失調症の大変不幸なところに入り込んだ可能性もあるかもしれません。

いずれにせよ、それがそういう形式をとっていた、その形式をいきなり破壊しないで……「グラディーバなんていないわよ、何言ってんのよ、私はツォーエよ、忘れたの？」なんて、彼女は言わなかった。あたかも自分がグラディーバとしての過去の生を受けたかのようなことも言うわけです。「二〇〇〇年も眠っていたんですもの」とか、「甦るためには一度死ななきゃいけないのね」なんて、とても印象的な台詞もあります。そういう形でやってくれた。妄想の持つ強さというのは、こういうものの実在性の強さなんだ、ということをフロイトは言っているわけです。

衝動・情動・感情――欲望

「妄想の源」、妄想がよってきたる元であるところはどこなのか。もともとの源泉はどこなのかと言えば、やっぱり「情動」とか「感情」とかでしょう。この系統にはいろんな言葉がありますが、「衝動」という言葉もあります。よく「情動的な反応」とか「感情的な人」とか言います。類語としては情熱、情緒、欲望などなど。ハーノルトの病因は恋の情熱でした。

躁鬱病のことをアフェクティヴ・サイコーシスと言います。このアフェクトは感情。だから躁鬱病は「感情病」とも言う。「情動」はエモーション。衝動は普通ドライヴと言ったり、インパルシヴ・ドライヴとか言ったりする。これらは、ある階層的順位を持っていると

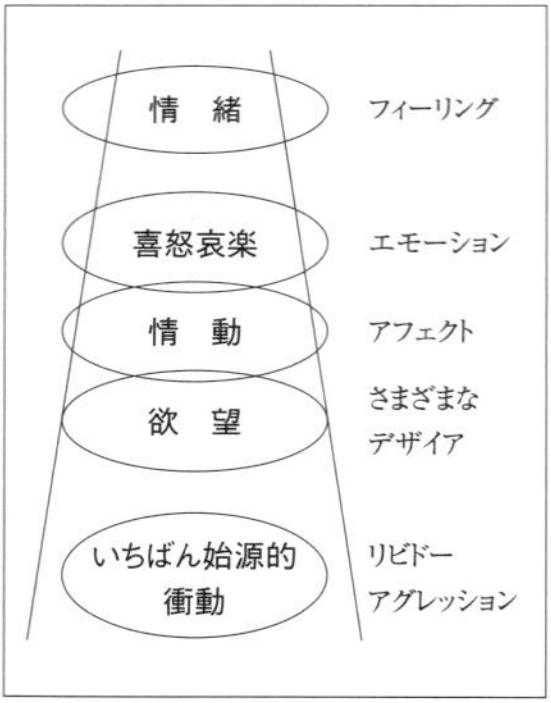

されます。私の見解では、〈衝動的なもの↓欲望↓情動↓感情↓情緒↓気分〉、このくらいの順番で、資源的で原始的なエネルギーからソフィスティケートされたものに変遷・発達すると考えています。見取り図のようなものですから、細部にこだわる必要はありません。位相的には深いところから浅いところに、時間的には古いものから順次発達してきたものと理解して下さい。また、意識的であるかどうかという位相では、古くて深層のものほど意識化されにくく、発達を遂げたあとのものは意識の対象となりやすく、それだけ表現が容易であり、さらにそれを現実化することも可能となります。

最も古層にあるのが、私の呼び方では「原材料的なもの」「原油（クルード）的なもの」、ジョン・サールならブルート・ファクツでしょうか。概念的にも実体的にも、「生命衝動」と言っていいのかも知れないけれども、生命そのものに由来する、個体が生きていくためと、自分の子孫を残すための生命的な衝動というものが、恐らく一番下層をなすだろうと考えます。これらは原材料だから、実現されるための形式または様態を持たないうちは、無形で混沌としています。こういうのはブルート・ファクツに近いものですから、形を取らない限りは「なんとなくこうだ」という傾向でしかない。なんとなく落ち着かない、なんとなくむしゃくしゃする。「情動性が高い」とか、「情動的な人だ」とか、「情動状態」という精神医学用語もあります。あるいは、「情動殺人」っていう言葉もある。激情殺人とか情動殺人とか。ある強い情動に唆《そその》かされて、思わずやってしまった。

次の段階に行って形式を獲得しないとどうにもならない。原油だけ買ってきてもガソリンにはならない。ガソリンに精製しないと自動車は動かない。原油を積み込んでも、ガソリンエンジンは動きません。だけどエモーショナルな何かが溜《た》まっている。これがきつく詰め込まれていて、深く沈み込んで出てこない。

次の段階は感情。感情とはなんだい？　って言ったら、「喜怒哀楽」です。喜怒哀楽は表現できます、嫌でなければ。「喜怒哀楽なんて外に出すのは大嫌い」っていうのなら出さなくてもいいけれど。喜怒哀楽のレベルに達して初めて、エクスプレスできるわけです。外(ex)に出すことができる。

こういうものが、フロイト的に言えば、「妄想の源泉」というか、「由来」です。どこから来るかと言えば、こういうところからやってきますよ、ということです。

「爆発者」

この辺をもうちょっと細かく話します。「喜怒哀楽」と言います。「喜」はいい、「楽」もいい。あんまり「怒」ってたら嫌、「哀」しかったら嫌です。これはやっぱり、好ましい感情と嫌な感情とに、分かれるようです。それで我々の患者で、非常に衝動性が高いと言われる人々がいます。例えばＢＰＤ「ボーダーライン・パーソナリティ・ディスオーダー」なんていう診断がつくと、これは衝動性が強いということになる。あれは、ＩＣＤ－10では「情動的に不安定なパーソナリティ・ディスオーダー」に含まれて「インパルシヴ・タイプ」の兄弟分です。このインパルシヴ・タイプには「爆発的、攻撃的人格障害を含む」とある。「衝動的人格障害」というわけです。

〝Der Explosive〟っていうのは、シュナイダーの精神病質概念の中に立派に入っていいます。「爆発者」といいます。非常に爆発的に、攻撃衝動が突出しているというタイプです。簡単に言えば、気が短くて、瞬間湯沸かし器で、すぐ怒る奴です。こんな奴はＢＰＤでなくてもいっぱいいる。分類体系が違うから「同じだ」って言ったら怒られるんだろうけれど、ボーダーライン・パーソナリティ・ディスオーダーには昔「爆発者」って言われていたのがいっぱい入っています。

「爆発型精神病質」診断によって、北海道の佐藤直人さんっていう人は、ロボトミー（前頭葉切截術）されました。今から三〇年以上前の話です。その裁判の、原告側証人は私です。つまり、やった方の証人ではありません。やられた方の味方です。患者が訴えた、損害賠償請求。札幌地裁と札幌高裁と、二度行きました。その原告側の証人だから、私は知っているわけです。それが、なんの診断で行われたか。「爆発型精神病質」によって行われたんです。本当ですよ。だから私は、ボーダーライン・パーソナリティ・ディスオーダーっていう診断で、治療行為を本人の意志に反してやる、閉じ込めるということに、きわめて強い不満を持っている。

「衝動」はどこまで病的か

この事件と同時に、「精神病質」っていう概念も医学概念じゃない、っていう決議が精神神経学会でなされたんです。「精神病質」は精神医学概念ではない、精神外科は行われるべきではない、という立派な総会決議を採択した精神神経学会が、「人格障害」パーソナリティ・ディスオーダーって言った途端に、医療保護入院にして良い、措置入院にして良い、本人の意志に反しての治療行為をして良い、とみんなで言っている。みんなで言ってなくても、明快に反対の意志を表明しない。もはや私は老医師ですからこれ以上ぐずぐず言わないけれど、そういうことまでぐずぐずと話は繋がっていく。

衝動的なものへの病的な指標としてのこれらのラベリング、つまり、生《なま》の衝動が突出してくるというのは、ネガティブな価値でしかない、病的なことである、というふうになったのは、西欧近代がそういう形のタイプとして押し込めちゃったということです。

だけど、衝動そのものというのは、喜怒哀楽の形を取らなければ表現できないわけです。表現する以前に、自らの「喜怒哀楽」として、自己所属の感情として認知されていなくてはならない。ここが重要なポイントですが、無形の衝動というものは、何か未知の、訳の分からない、もっと言えば不気味なものと受け取られやすい。

「衝動人間」っていうのは喜怒哀楽としては表現できない。滅多やたらに走り回ってる人に「お前何やっているの?」って訊いても、「だってわかんないんだもん」って言う。おしっこ行きたいのが解らなければ飛び跳ねるしかないんだし、腹が減っているのに、「腹が減っている」って認識ができなかったらどういうことになるか。実際に認識できなくなった人が来ます、夜中に。「腹が減ってるんだろう?」「腹なんか減ってない」って。一週間も食べないで脱水症状なのに。「腹が減った」って言ってもらうまでに一週間か一〇日かかる。しょうがないからチョコレート飲ませて誤魔化して、だんだん食欲を出していく。だから、衝動的っていうのはそういう状況のことで、決してギャーギャーわめいたりすることだけではない。「お前なんか嫌いだ」「お前それでも医者かよ」なんて、そんな立派なことを言えるのは、必ずしも衝動的ではないんだろうと、私は思っています。そういう形を取れているんですから。こういう形を取れているということは、人間的だ、ということなんだから。

この話はもうちょっと詳しくしなければなりません。要するにこういうヒエラルキーというか、階層的に一番基盤をなす、プリミティブな――プリミティブと言っても悪い意味じゃありません――「原始的な」というか、始源のイメージ。赤ん坊がホワーンとした、なんだかわかんない顔をしているような状態。ミミズがなんだか動くだけ、というようなこと。それが表現可能段階に行っていないようなものが、それでも確かにある。なければ人間は、種が絶滅するか個体的には死ぬんだから、絶対にあります、これは。

その次にそこから出てきた、少し階層の上がった所までリファインされたものが、情動的なもの。それが表現形を持つと、喜怒哀楽になるだろう。今はここまでにして、衝動的なものの変遷・発達については後の方でまた触れることになります。

妄想の中に入る

ある妄想状態に突入する時というのは、どういうことが起きているか、を考えてみたいと思います。

それを知るには、ツォーエがグラディーバを演じたように、相手の悪夢の中に入らなければならない。もちろん悪夢の虜になっちゃ困るけれど。妄想と悪夢っていうのは非常によく似ています。いつか、「俺の夢の中に入ってくるな」って怒っている人がいました。

そういう意味ではなくてですね、ひどく悪い妄想に取り憑かれちゃった人に、私も一瞬その中に一緒に入ってあげよう、ということ。入らないと手を結べないんだ。ツォーエはそうだったんでしょうね、きっと。「あらま、この人狂っちゃってるわよ」「どうしたのよ、この病人」って言っちゃったらおしまいだから、「ははーん」って。――よほど賢い女性ですね、このツォーエっていう人は。「私のこと間違えてるな」と。「じゃあ、グラディーバになってあげるわよ」って。かなり自信があって、昔仲がよくて、もうその頃にはハーノルトのことをモノにしようと思ったに違いない。女性はそうなると強いですね。男はそうはなりませんね。男は、女が妄想状態になったら逃げまくります。まず間違いなしに。「安珍清姫」って知ってるでしょ。「娘道成寺」って、ああいう世界になってくるわけです。「グラディーバ」では男がおかしくなって、女が助けた話だから、とても美しい話になっている。これが引っくり返ったら大変。もうおどろおどろしくて、物凄い目に遭う。

よくある妄想的なものっていうのはどういうものか。これは大概、治りかけの人がなるんだけども、「あそこにいる人は私の知っている人だ」って、頑張る人がいます。「どこで知ったのよ」って訊くと、「だって三年前の九月三〇日に津田沼駅の売店でタバコを買っていた人だもの」なんて言う。そこまではっきり言う人もいます。それで翌日ですね、「あの人が三年前の九月三〇日にタバコを買っていた人だよね？」って言うと、どういう反応をするか？　患者にそう言ってあげると。「わかってくれた！」っていう顔をしてニッコリすると思いますか？　――怒るんですよ。「何言ってるのよ！」って。「知らないわよ、そんな人」って、こう言うんです。典型的な場合は。だから、一瞬なんですね。一瞬、そこに入りかけて、こっちは薬をしこたま飲ませて眠らせるから、その間にスリープ・メディシン（眠りというクスリ）が効いてですね、そんなことをケロッと忘れちゃっている。なのに俺がそんなことを言ったもんだから怒っている。

宇宙の兄弟

重症昏迷から覚めて間もないお嬢さんが、私のところにツカツカとやって来て、「私の兄弟たちはどうしました？」って言うんです。兄弟って言ったたって、彼女は一人っ子の筈なんだけどなあ、と思ったんだけど、そこは「グラディーバ」を読んでいるから反応が違います。「おお、あの兄弟ね。どこにいた兄弟？」「宇宙船に一緒に乗っていた兄弟たちは、今どうしていますか？」って言うんです。……俺も必死でグラディーバになろうと思って頑張って、「ああ、あの宇宙船ね」って。「だからあの、柳町の交差点にある《夢の国に行こうよ旅行団》で応募したじゃないのよ」なんて、ここまで言う。まあその辺までくると、俺も乗ってやろう、って思っているから「兄弟たち、俺しっかり見てるよ」って。「そうよね、あなたは宇宙船でもって、よく患者の面倒を見ていたわネ、巡ってきたじゃない」って言うから、「覚えていてくれてありがとう」って。「お願いしますね」なんて言うんです。だから「おう、引き受けた、任せておいてください」って、そこまでいけば俺も堂々たる宇宙船の船医を演じてですね、翌日やったわけだ。「ところであの兄弟は？」って。——怒ってるの。「何言ってるのよ、あなた！　私、兄弟なんていないわよ！」って。「そうですか、失礼しました！」って。私は意味もなく病棟をフラフラ歩いていません。あちこちでイタズラをして、怒られてるの、患者様に。

この人は物凄い昏迷の人でした。その昏迷の中で周囲の状況をある程度「現実的に」認識していたんでしょう。それが、後から想起した時にこんなふうな歪曲された記憶になった。しかしそれは持続する長期記憶として貯蔵はされなかった。この場合の妄想はそんなふうに解釈されそうです。

駅の売店にいた人のような、詳細なディテイルをともなわなくても、人物誤認というのはよくあります。「あの人は隣のおばちゃんだ」とか、「さっき妹がいた」とか。それらは確かに妄想への入り口で、そのまま放っておくと妄想に突っ込む人もいる。だけど、私の体験にもそれはあるんです、似たような体験が。知らない街を歩いていて、しかもちょっと精神的に落ち込んでいて、寂しいとか、誰かに助けてもらいたいとかね。そういういやらしいことを考えて歩いていると、向こうから来るのは「あれ？　誰だろう。あの人じゃないかしら」って、ニッコリしようかな……すれ違ったら違ってた、っていうことがよくある。この頃は図々しくなったから、あんまり心細いなんて思わないし、「殺すなら殺せ」なんて思って知らない街でも歩きますから、あまり思いませんが。私自身もあるから、普通の人だってきっとあるだろう。まして、患者が人違いで「あの人は〜」なんて言い出しても、びっくりすることはちっともない、というふうに思います。

「視覚型」と「聴覚型」

そのあたりを取って、フロイトの先に紹介した「正常」と「異常」……いわゆる「正常と異常は紙一重」っていう話につなげるつもりはないんですが。しかし、そういう現象が一つ変化した時に、それは非常に些細な変化なんですが、その些細な変化が、次に「不吉な」雰囲気とか、世界が「凶変する」とか、あるいは「禍々《まがまが》しい世界」に変貌するなどの現象を引き起こすことがある。このあたりのことを、さっき述べた人は「ただならぬ気配」って言ったんだと思うんですが、何か非常に不吉な世界に入っている、何か周りが凶変した世界、人物誤認の世界からここに入っていく。その時に、ドーンと入っちゃう人がいる。いきなり、急速に入る人と、疑いつつゆっくり入る人と、どうもタイプとしてはある。私の経験では、ドーンと入る人というのは、どっちかというと「視覚的」な人です。

人間は、五感の中でも視覚と聴覚っていうものを基本的な二つの、重要な知覚、認識方法とします。人間には、「視覚型」のタイプの人と、「聴覚型」のタイプの人がいるんじゃないかなと思います。「視覚型」の人っていうのは、判断が非常に速いです。一瞬の判断に凄く長けていて、その代わりパッと判断してパッとやるから怖い。私なんかは「聴覚型」の人間だから、のろまです。非常に的確な判断を一瞬のうちに見て取って、パッと行動する人が実際にいます。そういう人は、聞いていると時々、「私は変な体験があるの」なんて言いますよ、親しくなると。「どんなの？」なんて訊くと、「向こうから眼の中に、見ている物が入ってきちゃうことがあるのよね」なんて教えてくれる。それから物が急に小さく見えちゃったりするとか。男でも女でもある。だから、視覚を通じての状況把握というのは瞬間にパッと入るんじゃないか、というふうに思います。

「聴覚型」の人っていうのは、まあまあ常識的ですよ。ゆっくり話を聞いてくれて、ゆっくり説明してくれて、「じゃあこれからやりましょうか」って、まあ普通。だから、どっちかというと視覚型の方は天才肌の人が多いですね。天才的で、シャープな人、頭のいい人。聴覚型だって、頭は悪くないけれど。で、視覚型の人っていうのは、現在に強い人だと思います。今過ぎゆく現在に、非常に強い人だと思います。

聴覚型の人っていうのは時間の経過を聴いている人です。つまり、向こうから誰かがやって来るとするでしょう。そして耳が良いとするでしょう。そうすると、狭い路地なら「あの路地を曲がったな」と。それで「歩いてきたな」と。「だんだん近付いてきたな」と。「うちの玄関を開けるだろう、ああ、来た」……これには、時間の経過がある。時間の経過を音で聴いているわけです。飛行機が飛んでくるのだってそうだし、車が通過するのだってそうだし。すべて、「時間の経過を聴いている」。

視覚型の人は、現在の、一瞬ごとに切り替わる現在というものを非常に鋭く見ていて、その場の、「あそこに誰がいる」っていうのをパッと見る、というようなところがあるようです。瞬間的に。そういう変化も、病気への入り方も、こっちの方が鋭い。ドーンと入る、という感じがあります。

一方、聴覚型の人は、なだらかです。「なんだか変だなあ、そういえばあの時にあいつが変な顔をしたなあ」とか。「そういえば」という沈思黙考の間を置いて、思い出している。聴覚的なシステムで自分の状況を把握していて、ある意味ではゆっくりした把握である、という気がします。

本当を言うと、視覚型の方が、患者としては危険です。私の経験では、避けようのないような攻撃が、バンと出てくることもある。「床が揺れてたんだ」とか、とっても表現しにくい感覚らしい。「あなた、あの時なんでやったんだ」って。一瞬だからすぐに収まっちゃう、その一瞬を気を付けてさえいれば、すぐに危険は去る。「何が起きたの？」って訊くと、「床が波打ったのかな、そんなふうな感じ」。「向こうに波打ってる？　こっちに波打ってるの？」なんていろいろ訊いても、なかなかうまく言えない。一瞬空間が変容したような、ワープしたような感じのようです。

視覚変容の恐怖

私はこのタイプの、ちょっと乱暴な人を、木更津まで潮干狩りに、バスで連れて行ったことがあるんです。患者旅行で。彼はとにかく、「地平線が、地平線が」って叫ぶ。「先生、地平線！　先生、地平線！」「地平線が揺れたか？」「はい、揺れました！」「大丈夫だ！」「……先生、地平線！」「……水平線の間違いじゃないか？」なんて。

その頃、道路の横はまだ海でした。「地平線が！」なんて、五分おき、三分おきに叫び続けるんだけれど、そのたびに「大丈夫だ！　大丈夫だ！　揺れてるんだろ？　大丈夫だ！」って、言い続けてちゃんと潮干狩りに連れて行って、「お前、水平線を見ろ」って。「怖くて見られません！」って言うから、「馬鹿野郎、ここまで連れてきたんだから目を開けて見ろ」「わかりました」「大丈夫だったか？」「大丈夫でした！」「そうか、じゃあ貝、拾え」って、連れて帰ってきました。帰りはそんなに叫ばなかった。そういうふうに、視覚的対象が大きくなったり歪んだりするようです。

私自身の体験で言うと、ガキの頃、熱が三九度を超えると、三九度を超えたな、って解りました。なんでかというと、昔は障子っていうものがあったでしょう。障子って、長方形が重なっている、あれが歪むんです。菱形になったり伸びたりする。あ、俺、高い熱出してる、なんて解ったから、こういうものと類似の経験じゃないかと思う。だから、熱が出るとか、眠りかけだとか、意識のレベルが相当深いところまで障害されている時でないと空間が歪むという現象は起きない。

深いところまで障害されている時に視覚変容というものが起こり易いとすると、やっぱり視覚型の方が病気は重いのかもしれないとも思える。それはアンリ・エイという人も書いています。人格の――これはさっき言った人格とは違いますけれども――人格構造の壊れ方の程度がきつくて、深いところまでやられる時には、幻視的なものが現れる、と。そういえば確かに、アルコール性の譫妄《せんもう》の時には、幻視が出ます。

視覚変容を起こす人は、鋭くグッと来て、しかもその体験はとっても怖い。振戦譫妄《しんせんせんもう》（デリリウム・トレメンス）[4]の時に気を付けなければいけないのは、あれは非常に怖い体験だということです。本人にとって恐ろしいことだ、ということ。だから当然、どうしていいのかわからないから、こっちに反撃が来る。不用意に近付くと、バンッ、と来る。臨床的には気を付けておかなければいけないこととして参考にしてください。

妄想のいろいろ

妄想状態といっても、物凄くいろいろあります。「妄想的」と言った時に、いろいろな用語ができあがります。「妄想着想」とか、「妄想知覚」だとか。みんなと共通の現実じゃない、共通の現実を認識できないことだとか、いろいろ言うんだけれども。「原発妄想状態」とか。状況的要因への妄想的な反応としてはまったく解釈できないような発想をするものを、こう名付ける。そういう症状で始まるから、分裂病は他の心理的反応とは違うものだ、というのがヤスパースの説であり、通説でした。

しかしながら、「妄想」というものを、すぐに決めてかからないほうがいい。分裂病の、はっきりとした妄想まで行かない段階で、どこからおかしくなっていくか、ずれていくか。言葉と意味というか、シンボルと意味がずれるというか。現実離れのした妄想なんかなくても、「あれはそういう意味なんだ」と――あそこに赤いあれがある、これがある、この「赤」は「私への警告」だ、と意味づけをしてしまう。

術語を使えば「妄想着想」とか「妄想知覚」とか言う。ありふれたものに、多くの場合は、うまくない、歓迎できない意味、普段だったらあっては困る意味、嫌な意味、怖い意味、特殊な意味を、付着させてしまう。

次回にもうちょっと詳しく系統的に、このあたりを見ていくことになると思います。我々だって酔っ払って歩いている時に、向こうに工事中の赤いランプが見えれば「飲みすぎて、こりゃあ赤信号だ」、なんて思うような些細《ささい》な体験はある。ところが彼らの場合には、その赤さというものが非常に禍々しく赤い。いつもより強烈に赤かったり、それからその警告が、「お前気を付けろよ」なんてもんじゃなくて、「どうなると思っているのだ！」というような。非常に強い不吉さや、恐怖感をもって現れてくるので、「些細な」って言ったけど、些細じゃないんです、実は。

我々だって思い違いをする。我々だってそういうことはありがちなんだけれども、我々はそこまで強い意味づけをしない。だけど、彼らや彼女らは、非常に強い意味づけをそこでしてしまう。というふうなことが何故なのか、ということを説明する仮説、考え方というか、そのあたりに入っていくことになると思います。

も強く支えている真実があって、それは「情熱」とか「情念」だ、とフロイトは言ったわけです。

第五回講義　妄想の発生と由来

情緒とは何か？

フロイトのグラディーバの肖像をまとめれば、妄想には違いないけれど、その妄想をかく

ここで実物の話を二ついたします。理論的な話ばっかり続けていると飽きてくるので。前に「階層構造」という言葉を使いました。素材となる、持って生まれたものが環境と相互に関係することによって何かに発達していく。例えばミミズでも、植物でも、たぶん人間でも同じだろうと思います。そういう素材としての「衝動（drive）」と呼ばれているもの、そこから発達する「情動」と呼ばれているもの、あるいは「情緒」と言われ、「感情」と言われているもの。人間の精神生活にとって、ほとんど致命的な意味を持つ、そういうものがどうやってできていくか。これから何回もこの問題には触れていきます。今のところは、この前もお話ししたように、衝動的なものがスタートです。

いわば、ブルート・ファクツ。そこから、最終的には人間の精神にとって重要な、非常に

繊細なデリケートな情緒とかフィーリングというものに育っていく。

リビドー

情緒について大きく分ければ一つは、「優美」っていうことでしょうね。優しく美しい、優美さ、っていうもの。身ごなしの洗練された優雅な態度とか、言葉遣いの美しさとか、そういうようなものまで、最終的には統合される。

もう一つは、フランス語でいう「エスプリ」とか「機知」とか「ユーモア」とか、そういうようなものに、最終的には成熟していくだろうもの。あるいは、首尾一貫した態度もそうかもしれない。

何回も言っているように、もとは四つしかない。しがみつくのと、泣くのと、変な笑い方をするのと、吸いつく。これしかないところから、皆さんのような立派な人間になっていく。それと同じように、もともと持って生まれた何か、始源的なドライヴと呼ばれるものが育っていって、最終的には情緒や知性の輝きとなる。では、一体元のドライヴって何でしょう？

つまりそういうふうに育っていく、生成していく、より豊かに、洗練されたものになっていくという意味での「階層性」です。完成した階層性ではなくて、順次形成されていくものですから、「階層性」という言葉は使わなくてもいいんです。「発達」とか「成熟」とか言えば。

精神分析学ないし精神分析学的な自我心理学では、「人間の最も基本的な衝動とは何か」ということが、常に問われました。で、フロイトが何を言ったかというと、エロスとタナトスだと。エロスっていうのは、リビドーつまり「生の本能」。リビドーっていうのは、必ずしも「セックス的な」という意味ではないんです。タナトスの方を「死の本能」と言ったんですね。フロイトは「人間には基本的な衝動として《死の本能》があるんだ」と言ったんです。私はやっぱり、嘘だろうと思いますけれど。この半世紀ぐらいのところでは、ずいぶん論じられた。

後でも触れますが、フロイトが仕事をした一九世紀から二〇世紀にかけてのウィーンの文化的・知的雰囲気がそういうちょっとおどろおどろしいような死の本能という発想を生ませたのかもしれません。その時代の絵画、クリムトにもエゴン・シーレにもそのテーマが描かれています。若い娘と骸骨の絵です。

今はこんなことをあんまり真面目に論じていないけれど、むしろ生物進化学的に有性生殖の出現と個体の死の発生は表裏一体の関係にあることは科学的事実だとされているようです。フロイトの天才がそこまで見通していたかどうか疑問です。文学的想像力は大事ですが、人間には死の本能があって……というお話から出発してどこか確かな地面にたどり着けるか、非常に疑問です。

人間の発達心理学では、タナトスはないだろう、ただし攻撃性（アグレッション）があるだろう、ということになってます。リビドーを訳すと、「生命の」とか、「生命的な」本能衝動という意味です。もう一方は攻撃性である、と。だから今、子どもたちが事件を起こしたりした時に、児童心理学の先生がしかつめらしい顔をして心理分析なんかをやっているのは、この辺の攻撃性理論を使っているんです。こういう「素材的なものから人間の感情というものは発達していくんだ」ということと、「タナトスじゃなくてアグレッションだ」と言ったのはハインツ・ハルトマンという人です。

エリクソンとハルトマン

ハインツ・ハルトマン[1]とエリック・エリクソン[2]という二人の人が自我心理学の泰斗《たいと》ということになっていて、いつも二人並べて出てきたものです。今もおそらく心理学などをやっている大学や大学院では論文を書かされると、それを使っていると思うけれど、エリクソンがこう有名になっちゃったのは、「アイデンティティ」という言葉を発明したせいですね。だけど「アイデンティティ」という概念を、エリクソンは最後まで定義しなかったんです。適当に使い分けていた。

二人とも第二次大戦前のウィーンで、フロイトの弟子でした。ハインツ・ハルトマンの方が実ははるかにまあ――エリクソンっていう人はちょっと風来坊みたいな感じで、出自も血統も、ユダヤ人と北欧系のデンマーク人の間に生まれてどこかへ養子に出されていたっていう。絵か何かを描いて、美学をやっていた。ヒットラーも同時代のウィーンで画家になりたくてほっつき歩いていた。

一九二〇年代の終わりから三〇年代のウィーン、戦前のウィーンっていうのは、物凄くいろいろなものが一斉に花開いた時代ですね。クリムトとか、エゴン・シーレなどの芸術活動もその一部です。戦後になって花開いた重要な思想の萌芽は、ほとんどがウィーンなんです。アメリカが戦後、思想的に世界を引きずったのは、ヒットラーから逃れてウィーンから亡命した人たちが、思想や科学を引き継いでいったからです。特に精神分析学的な理論研究になったものは、ほとんどがそうでした。その中で一番重要な人物がハルトマンです。戦後アメリカへ渡った精神分析研究家で、彼だけがフロイトの教育分析をきちんと受けたといいます。極めて正統的で、しかも精神分析だけではない、きちんとした勉強をした人で、後に「ウィーン学団」と呼ばれるようになる「エルンスト・マッハ協会」という、おそらく当時の一番知的なグループだと思うのですが、そこに所属していた人です。

私の精神分析的な自我心理学の素養は、今から三十数年前にハルトマンの本を読みまくったところにあります。その中で、今でも使えるものを、今埃《ほこり》を払ってご紹介しているんです。

ハルトマンは、「そもそもの最初にあるドライヴとはリビドーとアグレッションだよ」と言ったんです。

この二つの始源をなす衝動的なものは、エネルギーでもあるわけで、そのエネルギー性というか力という特徴に目を付けて、面白い説を出した精神分析学者がいます。どういうのかというと、この二つのエネルギーは、排除する力とくっつく力であろうというものです。この説にはさらにユニークというか、やや与太話めいてくる説明がついています。細胞レベルでも排除と接着の両傾向がある。それは、粘膜上皮細胞同士はよくくっつくし漿膜《しょうまく》上皮細胞同士もよくくっつくが、粘膜–漿膜は互いに排除しあって癒着しないのと同じだ、というのです。この原理は腸管手術の縫合の際の絶対原理で、医学生は皆たたき込まれる。腸管の外側に内側を縫いつけちゃだめよ、というわけ。これを唱えたマックス・シュアは内科医でもあり、フロイトの最後（上顎癌の末期）に立ち会った人です。

医者に説明するには分かりやすいが、まあ眉唾です。組織の親和性と排除性の問題は、この話のはるか後で臓器移植の重要な課題として登場しましたが。

ここでは、「アグレッションとリビドーという始源的な二つがあって、一方は親和性、他方は排除性の傾向を持ったエネルギーだ」という程度にしておきます。科学的であろうとするあまり、奇妙な理論をひねり出すまでもないでしょう。

ライフルマン

ということで、まずは妄想、「実物の妄想」の世界について。これはライヴのケースです。ある男の患者さんが、ようやく隔離室から出ました。とにかく手がかかって大変でした。この彼の妄想というものがどういうものだったのかというと、「ライフルを持った男が私を狙撃する」「それが病院の中に隠れている」というもの。「ナースの中にナースではない偽者が入れ替わっている」とか、いろいろなことを言うんだけれども、基本的には「ライフルマンが俺を狙っている」。

それで私は、この人の中に「ライフルマン」なんて出てきた理由は何だろう、と思いました。「ライフルを持った男」というシンボルが出てきた理由です。この人は映画青年だったんです。若いくせに古い映画をよく観ていて病気がよくなると昔の西部劇の話などを私とも交わせるほどでしたから、素材的にはそのへんから拾ってきたのかもしれない。「殺される」「助けて」「ここにいたら殺されるから」と飛びだそうとする。だからみんなで引き留める。仕方がないから隔離して時には抑制もせざるを得ない。挙げ句の果てには、親指の爪かなにかを自分で剝いだりして。自殺する患者というのは、よくそういう自傷行為をするんですよね。指の爪を自分でこう、グーッと、生爪を剝いで、その後で自殺したケースというのも何例か知っています。こりゃまずいな、やられるかなとヒヤッとしました。だけどよく確認したらサッカーをやっていたせいで、爪が死んでいるだけでした。少し安心しました。なおも「殺される」「助けて」は続きます。

「咎なくて死す」恐怖

私は主治医ではなかったけど、最後まで彼から偽者扱いはされなかった。そこで、この情動はいかがなものかと考えました。フロイトは「情念」とか「情熱」とか言っているけれど、これを支える、この妄想を基底において、基盤のところでしっかり信じさせている情動というものは何だろうか、と。

情動としては恐怖であろうことは容易に想像がつく。でも、何への恐怖か？　どうもこれは「処罰」、「処刑」ではなかろうか？　処刑への恐怖で、しかもなにゆえ処刑されるのか分からない。ライフルで撃たれるっていうのは、処刑されるということ。処刑は「罰」だから、「罪」に対してのものです。処刑と処罰がここにはあるらしい、という一つの推論。罪と処罰の組み合わせへの恐怖、こういうものを「コンプレックス」と名付けることもあるけれど、そういう出来合いのセットみたいな言い方は感心しません。

さらにこの場合の心的世界がどうなっているかを考える際に、ちょっと脇道にそれます。「いろはにほへと」はみんな知っていると思いますが、あれはある言葉を隠しているんだって、知ってますか？

一説では、「とかなくてしす（咎《とが》なくて死す）」という文言が隠されている。「いろはにほへと」を順番に拾っていくと、こういう言葉になります。「いろはにほへと　ちりぬるを

わかよたれそ　つねならむ　うゐのおくやま　けふこえて　あさきゆめみし　ゑひもせす」ですね。七文字ずつにしていくと、「自分には何の罪もないのに刑死しなければならない」……これは梅原猛が柿本人麿論[3]で書いています。要するに、「何の覚えもないのに死刑になってしまう」と。

罪を犯して死刑になるならともかく、罪がないのに処刑される。これでも十分怖い話です。もっと怖いのは、独裁的な君主の支配領域で、何が罪に当たるかを明示されないで、権力の一方的な恣意で、ある日突然私が罪人となってしまうようなルールが作られる場合でしょう。

このライフルマンに狙撃されることを恐れている人も、たぶんこのパターンだろうと思われます。この人は何も悪いことをしていないのに、「俺はライフルで撃たれて殺されてしまう」「こんなところにはいられない」って言うんです。まさにこの「咎なくて死す」というもの。俺は罪を犯していないのに、というものですね。

罪と罰

もう一つ、「罪と罰」というテーマがあります。この人とは違うんですが。竹下登さん、元首相ですが「罪万死に値する」と、こういうことを言って、しばらくしたら首相を辞めちゃいました。「私の罪は、一万回死ぬほどに値する重大な罪であります」という意味です。

精神科の病気でも同様のことを強く主張する人が、たくさんいます。元総理とは大いに違って、こっちは大したことを何もやっていないんです。何もやっていないんだけれど、「俺は死ななきゃならないんだ」となる。その罪とされることを詳細に語ってくれますが、こちらとしては、死ぬほどのことかな？　と思うようなことなんですが、「いやあ、先生違うんですよ」と、それがいかに許されざる罪かを説明しようとする。

病気がさらに重くなって妄想が進むと、やってもいないことを発明してしまったりする。「こんなに悪いことをした」と、だからご飯を食べてはいけないんだと何日も絶食したりします。罪を発明するわけです。なにか強い自己攻撃、自己破壊への衝動が噴出してくる。だけどそれが何故なのか、どこから来るのかさっぱり不明だ、という状況に耐えかねて、その理由・説明としての罪を拵《こしら》えてしまう。

理由不明、根拠不明の無形の衝動が身体の中を徘徊することに、人間というヤツは、どうしても我慢できないのかも知れないと、この頃考えるようになりました。病気でなくても、戦争に至る為政者や大衆の心理に通じるものがありそうです。模糊として曖昧なままにしておけない、形を与えることで安心する。

彼女が暴走族に捕まっている、早く助けに行かなくては、と焦りに焦る人がいます。実際にはいない彼女の現実ではない迫害なのですが。「僕は行かなければならない」「僕が行かないと彼女は殺されてしまう」と、そういうタイプの妄想にまで発展します。

自殺の危機

　このライフル男のリアルなシチュエーションというものが何だったのか。彼の父親は不幸にも自殺しています。自殺する前日に、お父さんと彼は口喧嘩をしました。そこで「このごくつぶし、おまえなんか出て行け」と言われたので、出て行きました。出て行って彼は、ホテルに泊まりました。その時に母親が癌で入院していて、きわめて重症の状態でした。彼は兄弟の中でいちばん熱心に看病していたようです。ホテルから母の入院先に看病に出かけたら、「父ちゃん死んじゃったよ」と、病気のお母さんから告げられた。これで罪の意識を持たなかったらおかしい。

「俺のせいで死んだ、と思っただろう?」、と訊いたら「うん、思った」って。「じゃあ自分も死なきゃならないって思っただろう?」「思った」。この場面はひどく乱暴な精神分析をやっています。本当はもっと丁寧にやらなければいけないんですが、ここは急がなくてはならない理由がある。得体の知れない恐怖の源を言語化させなくてはならないという急務です。こんがらがっているところを、いわば切り開かないといけない。

「思ったか?」「……思った」。「じゃあやっぱり死にたくなっただろう? おまえも自殺したくなっただろう?」「……なった」って。そこまで行ってた。ということは、この人はライフルマンに撃ち殺されなくても、まかり間違えると入院中に自殺する可能性が強いということになる。

リアルと妄想の間が切れる

つまりここにあるのは、いわば「咎なくて死す」のテーマと、「父殺しのテーマ」。「父を殺した自分には、必ず死の報い・処罰が来る」。ところが今私が言ったのは、リアルなシチュエーションで本当の話です、ここまでは。

ライフルマンはリアルではない。「どうして狙われるのか全然分からない、なんにも悪いことしてないのに」です。でも、深いところでは中では繋がっている。ギシギシに抑えつけられて深層に押し込まれているのは、自分が父を殺したのではないか、自分に火の元があったのではないか、トリガーを引いたのではないか、という疑惑です。

「父殺し」を連想させてしまうリアルなシチュエーションと、「ライフルマン」という妄想の間に切れ目がある。それが意識の中で繋がっていない。だから、彼は治ったところで、「あんたにはこんなことがあって、つい自分を責めるような気持ちが強くなって、その結果あんなことを思ってしまったんだよね」と言ったって、通じません。絶対通じない。「えぇ？　ライフルで撃たれる？　俺、そんなこと言わないよ」「いやいや、言ってたんだから。『今日は外泊する』って言ってたけど、外に出たら撃ち殺されるぞ」ってからかったら、「いやあ！　そんな馬鹿な！」って言われた。人にさんざん苦労させておいて、「そんな馬鹿な！」はないだろう。

ここ（リアルと妄想の間）が切れていて、繋がりません。つまりここのところが意識的に想起されて繋がって、少しお利口になるということが、重症の精神病の場合には、極めて困難なんです。

何が生死を分けるか

「じゃあおまえ、そんなことをやって、《父殺しのテーマ》だなんて、そんなことはとっくにフロイトが書いているのに。また原稿料を稼ぐんだろ。ほかになんの意味があるのか」って思いますよね。

――意味はあるんです。「なんで俺はここにいなければいけないんだ」って彼が訊いてきたときにその必要性が生じる。そういう時、ズシーンと相手に届くようなメッセージを伝える責任が生じるからです。「いつまでも妄想をわめいているからだ」では、相手の心底に届きません。

ともかく一晩中叫んでいたんです、この人は。「ケイサツのバカ、ケイサツのバカ！」って、ずっと叫んでいる。なぜケイサツのバカかというと、「俺を助けに来ないから」というわけ。私ははっきり言いました。「なにを言ってるんだ。おまえ、家に帰ったら死ぬじゃないか。命をなくす。今家に帰ったら死ぬよ。わかってるのか」って言ったら、その瞬間だけは「……死ぬのか?」と訊くから、「間違いなしに!」と言う。それを二、三回やりました。急場しのぎです。「なんでこんなところに入れられてるんだ?」「今出たら死ぬじゃないか!」と。それは、届くわけです。

死の恐怖とか、自分が処罰されて殺されるという恐怖は本物だから、「家に帰れば死ぬしかねえぞ。ここにいれば守ってやる、俺のことを信用するか?」と訊くと「あア、信用する」と、そんな話になる。そこで明らかに、自分が「何故ここに閉じ込められなければならないんだ!」ということに対してのアンサーができます。「家に帰ればおまえは死んじゃうからね、だから何がなんでもおまえはここにいるんだよ」と。それはテーマが共通しているし、本当のところはそうなんです。「殺される恐怖」――「罪を問われて死に至る恐怖」は通底しているのだから、それは通じるんです。

それで、そういう形でもとにかく喋らせたり、語らせたり、ずばっと踏み込んでこの人の精神生活の中身をこちらが解ってきているぞ、と示したりもします。

――でもいくら喋ったって、俺に喋ったことなんか忘れちゃいます。いつか宇宙船の乗組員であった過去なんて、忘れちゃうんだから。こういう場面で相手に届く言葉は、かなりの精神的エネルギーを注入しなければ出ません。こちらだって、本物の緊張感を持って向かい合っている。それだけ、努力したって忘れられるんです。「そんなこと言ってないよ」なんて言われて。

だけど、その時にそういう形で、本当のことを捕まえたかどうかじゃなくて、本当のことを捕まえようと、側にいた奴が、医者がやったか、やってくれたかなんです、危機に際して決定的なのは。

患者にとっては、医者が口をパクパクさせているだけの記憶しかないかもしれない。だけどそのパクパクしている奴の何か、「なんだか解らないけれども私の心を理解したな」、あるいは「理解しようとしてくれたな」、ということは伝わる。伝わるか伝わらないかによって、これは生死を分けることにつながる。

「母殺し」妄想

次はですね、「母殺し」です。「父殺し」に続いて「母殺し」。この人は女の人です。オリジナルというか、「素《もと》」があるんだけれど、非常に深いところに沈み込んで抑えつけられてしまっているから、それがなんだったのか、わからなくなっている。オリジナルのシチュエーションがわからなくなっているんだけれど、そこから出てくる何かがある。やっぱり、情動的なもの、衝動的なものが。前述の彼の場合は、「恐怖」と「攻撃性」がセットになっていました。

この女性の場合は、物凄く真面目な人でしたが、本格的な自殺を企てます。あと一歩のところで助けたことが、何度かあった。ナースがすっ飛んでいったらば、ベッドの上で首に紐をぎりぎり二重巻きにして、窒息寸前。顔色も紫色になってしまって、ちょっと遅れたら間に合わなかった。

私の病院に来る前に、北陸の福井県立病院にいた。典型的な県立病院の、暗澹《あんたん》たる閉鎖病棟。あんまり凄まじい自殺企図なので、数十回の電気治療を受けている。この人は、以下のエピソードのあとでずいぶんよくなって、ケロッとして今も自分の患者体験を喋ったり書いたりしています。

強烈な恐怖・攻撃性と「黒い犬」

後で出てくる、もともとのオリジナルな恐怖というか、恐怖体験が、「病院」とか「ベッドに寝かされる」とかに、いろいろな関わりがありました。

それからもう一つは、電気をバチバチかけられて、昔のやり方だから、「おしっこして来て下さい」、「〇〇さんいらっしゃい、口開けて、アーン」っていうやり方ですから、それは物凄く怖かった。だから「電気だけはかけないで」と大泣きして、しようがない。だから電気はかけないという約束をした。それを守るのが大変でした。こんちくしょう、と思う程度の突発的自殺衝動ですから。それが収まってきたときに、突然出奔しちゃうんです。いわゆる遁走。それで博多だかなんだかに行って、全健忘みたいな感じになってしまって保護されて帰ってくる。私の目の前で逃げ出しにかかって、地面に爪を立てて押さえようとする私を引きずっていく。そういう激しさです。

この人がよく夢の話をしたんだけれど、「黒い犬」が出てくる。「黒い犬」が限りなく追い迫ってくる。いつまでも追いかけてくるんです。まさに、過去からの呪いを掛けられた黒い犬です。黒い犬って、ウィンストン・チャーチル氏もよく言っていた。「ああまたブラック・ドッグが出てきやがった」って。サー・ウィンストンはうつ病でした。いったいこの黒犬は何だろう、どこから来たのか。その探求という話になります。

目くらましするスクリーン・メモリー

「スクリーン・メモリー」っていう言葉があります。若い頃はこの術語の意味が分からなかったんです、実は。「スクリーン・メモリーって、どういうんだろうなあ」と自分の体験と照らし合わせて、「スクリーン・メモリーっていうものはきっとあれだな」と思ってました。過去のあるシーンが、仮に楽しかったこととかが、フィルムのようにふっと出てくるんです。用もないのに。あ、「情景記憶」か、と。「情景がパッと出てくることをスクリーン・メモリーと言うのかな」と生半可な分かり方をしていました。スクリーンを映写幕であると思い込んでいたんです。

でも、このケースで初めて私は、スクリーン・メモリーっていうものがなんだか解った。この「スクリーン」っていうのは、「遮蔽幕」なんです。スクリーンで何かを隠している。

何を隠しているのかというと本当のオリジナルを隠しているんです。海戦で張る煙幕は、スモーク・スクリーンです。

「幼児期のトラウマ」のウソ

そしてこのスクリーン・メモリーに、非常にしばしば使われるのが、幼児のときの性的虐待ファンタジーなんです。今、あっちでもこっちでもテレビドラマでも幼児虐待の話が盛んです。児童相談所などに持ち込まれるケースなどは深刻な問題ですが、騒いでいるだけの「精神科医」と称する人々の言うことは眉唾です。「多重人格」という実際にあるのかどうかきわめて怪しい現象ともセットで語るのが常套的らしい。私の知っているわりにしっかりした精神科医でも、「先生、幼児虐待の既往のある患者さんが多いのでびっくりしてます、六〜七割はそうです！」などと真顔で言うので返答に困ることがあります。

なぜ返答に困るかというと、私のように古手の精神科医で、若き日の勉強を精神分析学、それも正統的なフロイト派の理論と実際から始めた人間にとっては、この件は一件落着済みだからです。どういうことかというと、フロイト先生も実は同じ誤りを犯していた、という精神分析学の歴史上周知の事実があります。フロイト氏は神経症患者の語る幼児期体験を、ある時期までは真実として自らの理論を構成しました。しかしある時期から、仲間の分析医の指摘もあって、それらが患者によって想像された幼児ファンタジーであることに気付き、深刻な学問的危機に立たされました。その後の展開は成書にゆずって先へ進みます。

だから、「先生、私、自分史を再発見しました、私って犠牲者だったんだ！」というお話を鵜呑《うの》みにしてはいけないのです。それは、実は初歩的な知識で、初心者が気を付けなくてはいけない陥穽《かんせい》なんです。それで、返答に困るわけ。

病気の原因となりうるような出来事の「真実」には、簡単には到達できないような仕掛けがあるのが普通で、そんなに簡単に意識化できることなら神経症にも精神病にもなりません。むしろ法的救済か復讐の対象です。

そういう仕掛けの一つが隠蔽記憶、スクリーン・メモリーです。

真犯人である出来事を語るのは、恐怖のあまり不可能になっているので、別の犯人を仕立てて目くらましをするようなものです。

プライマリー・シーン

この人の場合、最初に出てきたのは「兄ちゃんが私のことを寝ている時に犯そうとしたり、いじられたりということがあって」と言う。脱がされてはいなかったらしいんだけれども、「ここを触った」とか。いわゆるインセスト・タブーの恐怖。ここにたどりつくのもけっこう大変だったけど、ちょっと怪しいなとは思ってましたが、案の定ちっともよくならない、この話だけでは。

で、もっと古い傷を探せということになる。お父さんがお母さんを抱き寄せていて、と、そういう記憶がある。夢にも出てきて、「お母さんの全体が、なんだか泡みたいなムードに包まれていて、特に腰のあたりで色が濃くて」と。「ああこれぞ、プライマリー・シーンだ」と思いました。

「プライマリー・シーン（原光景）」というのもフロイト先生の発見、あるいは発明です。両親が性交しているのを幼児が目撃して、後年精神障害を発症するというやつ。これはそうとう人口に膾炙《かいしや》した説ですし、「原光景」という言葉は独り歩きして、さまざまな文学表現にも使われています。

話はちょっと変わりますが、「クライシス・インターヴェンション（危機介入）」という精神科救急用語があります。地域サービスの一環として、主に本当の危機状態になる前に危機介入チームが患者の生活の場に乗り込んで、危機の程度をやわらげる仕事です。以前ある本で、ロサンゼルスの貧民街で幼児が恐怖症状になって困っているケースに、このチームが出かけた話がありました。行ってみたら居間兼寝室が一つで、子どもが両親のベッドで寝かされていた。危機介入手段として、台所にハンモックを吊って寝かせたら子どもの「症状」はおさまったとあります。この介入の理論的根拠がプライマリー・シーンです。よくやるチームだなあ、日本にはいないなあ、と感心しましたが、本当にそれで良くなったのかな、と眉唾にも思ってました。

セックス見たって病気にならない

後年、ある書物を読んで、原光景仮説への私の逡巡の根拠となる記述を見つけました。『社会史の証人』[4]がそれです。この著者ウッドラフは世界的に有名な歴史経済学者ですが、この本で自らの生まれ育ったイギリスはランカシャーの町ブラックバーンでの綿織布工場労働者とその家族の日々を活写しています。歴史経済学者ですから裏打ちは堅固ですが、筆使いの巧みなこと、まるでディケンズの小説のようです。その中にこんな記述があります。

私は夫婦の営みのことを、その意味が分かるよりずっと以前に、知っていた。それは誰かが小便壺を使うのと同様に、自然に思われた。……私はそれを見て見ぬふりをした。織布工の住んだ家のような狭いところに住めば、家族の誰か一人の喜びと悲しみは、全員の喜びと悲しみになるのであった。

家族五人で一部屋のトイレもない所で寝るから小便壺が室内にあって、朝それを捨てるのが子どもの仕事になっている。

この貧窮から身を起こして後に渡米、ハーヴァードに学びいくつもの大学の教授を務めた大学者がここまで書くか、というほどの描写です。この本には、ブラックプール（評判の映画『Shall we ダンス?』の舞台になった保養地）へ子どもだったときの著者とその母親が出かけるエピソードがあり、その目的が実は貧窮した家計を助けるために母が身体を金に換えるためだった、とそこまで書かれています。さらっと書かれているだけに胸に突き刺さります。

同様の貧困家庭の狭い家での生活は、映画化された『ANGELA'S ASHES』[5]（Frank McCourt）にもあり、二〇世紀前半のイギリスやアイルランドではたぶんありふれたことであったろうとも思われます。近代化され個別化が進んだ世界以前では、むしろウッドラフ氏の経験の方がユニヴァーサルだったはずです。

女性患者の文脈に戻れば、「原光景目撃が病因だ」と簡単に分かってすぐに解決するなどと期待するのは甘い甘い、ということになります。プライマリー・シーン病原説なんて、一九世紀人であるフロイト氏のある種の思い込み、もっと性に対しておおらかな文明のもとではほとんど意味を失うもの。仮にその時代に存在していたとしても、全人類共通（ユニヴァーサル）の現象というよりとてもローカルなものと考えるべきでしょう。

記憶が蘇った！

問題の女性患者の場合、いくつかのスクリーン・メモリーを突破してようやくたどり着いたリアルな状況らしきものは次のようなことでした。

お母さんが、癌で国立病院に入院していて、彼女は一人で看病していた。他の家族は仕事で、彼女が付き添いで酸素テントのそばで母親を看ていた、という記憶。彼女の疑惑というのは、「自分が酸素を止めたんじゃないか」というもの。急変してナース詰め所に飛んでいった記憶はあるけど、その前後が空白で、母は結局その日か翌日に死亡する。ベッドサイドのボンベからの酸素を自分が止めて、そのために死んだのではないか、ということだったんです。彼女がその場面を想起するのを、大変苦労して助けました。最終的には「やっていません、私、ボンベのコックに手を触れていません」と。……「よかったね」どころの騒ぎじゃなかった、それが出た場面では。白いシーツを怖がるとか、病室のベッドを怖がるとか、まさにそこから来ていたんです。

それがはっきりと思い出された時にどういうことになったかというと、はっとして、忽然《こつぜん》と時が動き出したような感じ。出てきた時はギャーッと凄い状態になっているんです。それでだんだん喋り出して。「私はやっていない」と、次々に喋り出す。同時に、彼女が別の人と関わってそれまで全然わからなかったことだとか、聞かれたって駄目だったことだとかそういうものが、急に生き生きと動き出した。

止まっていた時間が突然動き出しちゃった。彼女に何があったのかは正直なところわからない。三日ぐらいはかなりの大騒ぎです。「大変だ！」「ああ大変だ！」って言って。自らその体験を文章にしているんだけど、「急に水道の水の音が、今までしなかったのにした」とか。「物の味が全然違う」とか、「星の光も全然違う」とか。「私は知らなかった、第一、刻々と時間が流れている」って。このまま一人でそこにいたら、――つまり私が側にいなかったら――いびつな時の流れの激流にさらわれるかと思いました。大げさじゃなくて。

「恐怖」と「欲」

だからこの場合は、インセストもプライマリー・シーン・ファンタジーもどっちも嘘だったわけで、「デスベッド」と「酸素」というのが、もともとの素材だった。それを覆い隠したものというのは、ある種のスクリーン・メモリーだった。だけど、このスクリーン・メモリーや、この人がここまで強く抑えつけられてしまって記憶が戻らなかった、というのは単なる神経症レベルではないのかも知れません。病気としては。

第一例の、「父殺し」「咎なくて死す」「刑死」「処刑」のイメージでは、手を下さないまでも責任を感じる要素は少しある。喧嘩別れの直後ですから。第二の人は母を殺したのではないかという恐怖、というか過去からの声に怯えていた。この場合では、完全にイノセントですね。にもかかわらず強烈な自殺未遂を繰り返した、ということになります。これをあえて名付ければ、やっぱり「妄想状態」というしかない。

恐怖という情動が、病人と限らず訳のわからないことをやってくれる人たちの基盤にあるのは明らかです。そして恐怖の対象、怖いものは数々ある。同様に、「情熱」とか「欲望」

とかにも数々あります。そして、この二つは深く結びついている。数々ある欲が満たされないのは怖い。それから、欲望を満たしたことによる罪の意識、これも怖い。我々のケースではよく「食べちゃいけないと言われるから食べない」（実際には誰も言っていない、彼女の頭の中の声が命じている）と言って、口をこじ開けても食わないというのもある。食べようと思っちゃいけない、怖いから食べられない。食べようとすると強烈な恐怖とともに「食べたいと思ってはいけない」というものが湧いてくる。欲望の対象について思ってもいけない。罰を受けることになる。

思ってもいけない欲とは何か、これにはいっぱいある。では、一体何だというと、「〇〇したい」とか、「〇〇されたい」「〇〇したがり」とかですね、「〇〇をされたがる」あるいは「〇〇させたがる」、「したい・されたい・したがる・されたがる・させたがる」、そういうものの数々です。

情熱とか欲望とか、そういうものは誰でも持っている。「食」、「性」にまつわる情熱っていうものもあるけれど、例えば「目立ちたがり」という情熱、自己顕示欲ですね。でも、「これは大したあれではないだろう、これが悪さをしているのかな、どうも神経症じゃないだろうか」、という程度では済まないこともある。死ぬまで目立ちたがりの人間というのもいる。「先生、僕はやっぱり死ぬまで目立ちたがりだ。自分の死まで素材にしていいですか」というふうに翻訳可能な言説もあります。癌の闘病記が多いのもそのせいでしょう。

無視の恐怖・飢えへの恐怖

目立ちたがりの人っていうのはどういう恐怖に責め苛《さいな》まれているのかというと、無視されるのが怖いんです。「無視される恐怖」、だから無視されるよりは目立ちたい、恥ずかしいことをやってでも無視から逃れたい、人の気を惹きたい、ということになってしまう。

では「無視される恐怖」というものの元は何かというと、「放棄」されること、「放置」されることです。「飢えへの恐怖」です。つまり、保育されないと人間は生きていけない、小さい赤ん坊は特に。だけど、いつも年がら年中お母さんがたっぷりおっぱいをあげているわけにもいかないし、忙しければ放っておかれたりすることもある。さっきの女の患者さんは、かなり厳しい環境に育っている。母親が田植えをしているときに畔《あぜ》で赤ん坊を入れておく、お櫃《ひつ》入れのようなもの（つぐら）[6]にずっと寝かされていたこともあった。「飢えへの恐怖」。「放置されて保育されない」というこの恐怖は、必ず「怒り」を生みますね。赤ん坊は泣き叫び続ける。怒りがあるからです。こういう「食にまつわる怒り」というのは怖い。非常に怖い。

これがどういうふうに転じるかというと、オーラル・アグレッション（口愛期的攻撃性）に後年転じて行くと言います。アグレッションにも数々あるけれど、人を殺しかねない怒りや攻撃というのは、食べる・食べない、食わせてもらえない、面倒見てもらえないことへの憤懣から来る攻撃です。特に、ちらりとご飯を見せて持って行かれちゃった。「食べな」と言って出されたのだけれども、食べようとしたら持って行かれてしまうような体験。飢えだけではなくて飢えている自分への辱めが加算される。「ア、そんなに腹減ってたの、ホレ食いな」とポンと投げられるような、そういう情景が実際にはなくても、無意識の中に刻印される。

「ストーカー」とか、女を脅す奴というのは、これなんです。妄想じゃなくても。本当に気があるような素振りをしながら、優しく見せかけて、実は突っ放す人もいる。それを男は馬鹿だから、よく見ればそんなのは当たり前の話なんだけど、どうしても追いすがる。追えば追うほど逃げていくのに。「だけどお前、化粧してるんじゃないか」「やっぱりおまえ、男がいるんだな」「彼の相手するために、そんな口紅なんかつけて」とか、女の人に対してこんなことを言う。「あれは自分のためにつけているんであって」と言ったら、「そんなこと六〇過ぎてわかっても何のためにもならない」「だったら二〇代の頃に教えておいてもらいたかった」なんて、そういうことでありまして。

だからいわゆるストーカーとかストーカー殺人というのは、見せびらかしておいてそれを奪う、と思われてしまった不幸が根っこのところにあるような気がします。「嫌」と言いながら本当は俺のことが好きなんだろう、ということでとんでもないことにつながって行く。こういう行為に走る人は、それまでの人生で似たような状況、必ずしも色恋の沙汰でなくても繰り返し体験している。本当ではなくとも想念の中ではそう解釈してしまうような経験の累積があるんでしょう。

不潔恐怖と支配欲

今は「不潔恐怖」の時代です。だからといって回虫を腹中に飼う、なんていうのは、あれは行き過ぎだと思うんだけれど。「清潔への情熱」と、「不潔恐怖」というものがあります。ペアになって。そしてしばしば、自分がきれいに磨いたもの、きれいにしておいたものを汚染されると、狂ったように怒ります。そういう人たちというのは、非常に多くの場合は、几帳面です。病気になる前は。机の中なども非常にピシッとしているような几帳面さで、四角四面で、やることが徹底的な人が多い。

言い換えると、これは「支配の欲」です。「コントロール」とか、「支配する」とか。これが出てくると、フロイト先生は「アナル」、「肛門期」なんて言ったんですが――あれはあまり――私は肛門なんていう言葉は好きじゃないんですが。まあ、そういうふうに言われています。「排泄を支配する自分」と「支配される自分」の関係がうまく行かないと後年行動に問題が出る、と言われていますが、これは本当に肛門と関係があるのかどうか。

「支配したい」というその元は、「清潔にきちんと整っていないと気が済まない」ということ。逆に言うと、「不測の事態」が嫌なんです、この連中は。予測できない事態に直面させられると、怖くなっていく。つまり「ああすればこうなる」式で育っているから、「ああ」しても「こう」ならない現実、「こうしたら全然別のものになるよ」ということが、絶対許せない。そういう形の「支配欲」があるんです。そしてお母さんがこういう欲の持ち主だと、不可逆的に矛盾が生じる。何故ならガキは、「ああ」しても「こう」ならないもので、何をするか解らないから。必ず敵のウラをかくしね。お母さんの思う通りにならないのが人間の幼少動物なわけだから、このタイプの極端なお母さんが病気を作ってしまうことはあり得る。

「一人前」

もう一つここで重要な、割によくあることをお話しします。「お尻の始末」がうまくできないというのは、屈辱でしょう？　特に昔の人には。どういうことかというと、つまり「一人前ではない」ということなんです。「おまえは一人前ではないぞ」と言われる体験、英語では〝incompetent〟。つまり「資格がない」、「おまえは一人前になっていないから仲間に入れないぞ」と、そういう屈辱なんです。この屈辱……「一人前じゃない」と言われる怖さというものも、かなりのものです。

またこのタイプはね、よくパニック障害的な症状を出します。よその診療所でさんざん泣きじゃくる。挙げ句の果てには薬をいっぱい飲むから「おまえなんかには薬はやらない」って言われて、ここに来た「確認強迫」の女性がいました。伝票書きを何十回、何百回も確認しないと気が済まない。疲れ切るまで残業して確認する。その話をして泣き出します。「どこで働いてるの？」って訊いたら、製粉会社。飼料とか肥料とかの倉庫の二階で事務をしている。臭いもするし粉っぽい職場です。「粉っぽいの苦手でしょ？」って訊いたら、「苦手なの」。「臭いのもね？」「嫌い、初めのころ、髪の毛に微粉がついて、臭いもついているみたいでいやだった」と。強迫的な人には、この組み合わせは最悪です。だからこの伝票係さんはけっこう大変です。飼料といっても大動物ばかりではありません。実験用小動物の特殊飼料をあちこちの研究所に間違いなく配送する伝票がこの人の持ち分で、間違えると実験不能になったり、動物が死んだりする。

「伝票の確認もできないなんて、という気持ちですか？」と言うとさめざめと泣き出します。「一人前じゃないみたいに思っちゃうんですね」と言うところまでで、精神療法としてはカードを切れるところまでは切ったと言えます。

この人は二人姉妹の姉で、母親はこの子にはあまり手をかけなかったらしい。よくできたお姉ちゃんだったんですね。「お姉ちゃんだから、こうしなさいああしなさいって言い続けられたのかな？」「うん、いつも妹ばっかり」って。お姉ちゃんだからしっかりしなくちゃ……でずーっと来た、でも「その《しっかりした》あなたが、伝票の数に振り回されるのは……」に対して出てきた返答が「一人前じゃないから」です。

「私は一人前じゃない、一人前と見なされない」、「きちんと整ってきちんと仕事をするのが《お姉ちゃん》で……」と、こういうことになっちゃった。そうとう無茶な話です。

このケースは一〇回くらい通院して治ったけれど、この「一人前じゃない」恐怖は、けっこう怖いことにもなっていきます。どういうことかというと、「コントロール不能」、自分が自分ではなくなる、という恐怖に繋がっていく。自分の中に「コントロールする私」と「コントロールされる自身」という二つの自己概念が生まれる。この人類普遍の現象については、後の方で「自己」というコンセプトの出来方を論じるところで詳しく述べます。

一人前のコントロールができないんだから、自分の気持ちも「コントロール」できなくなるんじゃないか？　という恐怖に繋がる。だから、「自己を制御しきれなくなる」——これは大変だ。

おっかねえ「融合」

「こんなものできないなんてアタシじゃない」と憑かれたように伝票確認に追われているところから、「私じゃない何かが私に取り憑いている、ここ（わが身体）に入っているのは私じゃない！」までは、実は一歩です。

一歩ではあるけれど、さらに深い切れ目をまたぐ重大な一歩でもある。何が起きるかというと、「融合」です。自分と相手が融合してしまう。他人と自分の見分けが付かなくなる。

「私は誰かに取り憑かれていて、《私》なんてないもん、宇宙人に占領されてんだもん」と。「自分が自分でなくなって」「他人と融合してしまった」んでは、これは怖い。ここまで来ると、トイレット・トレーニングの失敗や不名誉な思いよりはもっと深いレベル、古い位相にある問題を考えることになります。

アメリカ人は自分の身体を何ものとも知れず得体の知れないものに乗っ取られて支配されることがよほど怖いらしく、同工異曲のテレビ作品が次から次に出てきます。だからスカリーさんとモルダー君が活躍する『The X-File』シリーズがあんなにヒットしたんじゃないでしょうか。「本当は自分は何ものかに支配されてるんじゃないか」ってのが、ゾクゾクするほど怖いのか、それとも嬉しいのか？

自他が融合している状態、自己のイメージと他人のイメージが分離されていないステージを我々は経験しています。生まれて間もない赤ん坊は「お母さんのおっぱい」と「自分」が分けられていません。そういう時期までさかのぼる話にこれは繋がります。以下はまあ「定説」とされて大学の心理学講座などで教えていることのホンのさわりですが、私が丸ごと信じているワケじゃないことも言っておきます。

「退行」への恐怖

いわゆる思春期には、いくつもの精神的発達の危機がまとめてやって来ることになってます。その中には、このセルフ・コントロール、自分が自分の主人になることの獲得も重要な課題になります。それにともなって、かの有名なアイデンティティの問題も出てくることになっている。つまり「自分が自分である」ということだろうと思いますが。

当然のことながら、性同一性もこの時期に露《あらわ》になってくる。「男らしさ」「女らしさ」と言うと近頃は怒られる。「らしさの中に女性を押し込めるな」なんてね。だけど「フェミニン・アイデンティティ」と言ったところで、中身は同じことです。発達のこの時期には、自律（つまりセルフ・コントロール）と独立がテーマになるので、当然親からの独立が主題になる。その時に、「一方では離れたいが他方では離れたくない、という両立しがたい気持ちに引っ張られるのだ」と言います。独立し損なうことは、「成長の逆行だからこれを退行という」と教科書は言いますが、私は眉唾だと思ってます。親からの独立は、単なる個人発達の位相にあることではありません。早い話が、遺産相続制度がその伝統的社会でどうなっているかによって、家から出る出ないの意味は大いに違う。ある特定の時代背景でのみ特別の意味を持つ事柄を、普遍的な精神発達の現象とするのはいかがなものか。でもまあ、近代社会の発達文脈では「退行」となる。

独立への不安、ためらいの気持ちが、小さい頃への郷愁に似た後ろ髪を引かれる情緒を生む、とでもしておきますか。そうして、そこには自他分離以前の母がいる、という筋書きです。独立した自我なんていらなーい、昔に戻ってお母さんの懐に入っちゃおー！　という気持ちになること、その気持ちへの恐怖がある。なぜなら「お前は一人前じゃなくて、独立した人格に成長できない奴だから」と言われちゃうから。

こういう成り行きがちょっとまずい展開をするときの場合に、「女性と男性では違いがある」と言う精神科医もいます。独立した女性性を獲得することは母と同一化することになる、だけど母と同一化するんじゃ昔に戻って自他融合になる、という解決不能な矛盾が発生する。というより、発生したかのように感じる、というのです。それだけ深い愛着がある。「男は男性同一性の獲得だから母との同一化にはならない」というけれど、今の父親は母親の役割を立派に果たすから、この説も何だか時代の産物のようでもあります。いずれにせよ、そういうふうな葛藤から「自他融合」的レベルにまで落っこちてしまうのではないか、またそのことへの恐怖が病因となるのではないか、とする説があることはあるんです。

アメリカ人が宇宙人による人体乗っ取りフィクションが好きなのは、たぶん自律・独立・性同一性確立へのデマンドがほとんど強迫的水準にまで達しているせいかも知れませんね。

再びハルトマンとエリクソン

そろそろ時間が来ましたけれども、あとはハルトマンとエリクソンの話。

精神分裂病症状の成り立ちについて、始まりの時にいろんなことが起きるんだけど、「衝動的なもの」の意味づけをいちばんきちんとやったのはハルトマンです。ただハルトマンに言わせると、分裂病が始まっちゃった時に最も典型的なのは、「普通のものに異常な意味をくっつける」ことだと。例えば、「赤い信号」＝「殺す」、だとかね。そういうちょっと普通では考えられないような意味を、ある「シンボル」にくっつけちゃう。多くの場合は、「不吉」な意味。世界にあるものがみんな、不吉な色彩を帯びていく。それは何故か、ということをハルトマンは説明しようとしました。その時に、ただ単に、例えば「ヴィーナスは性愛的な意味がある」とか、あるいは「尖ったものが攻撃的な・脅かすような意味づけをする」というような、「質的なもの」だけではないんじゃないか、ということを言いました。もっと強烈なエネルギーを持った意味の質量が、ここにペタリとくっつくんじゃないかなと彼は考えるわけです。

僕らが酔っぱらって「あ、赤信号だ、気をつけなきゃ」なんていうのと全然違うレベルで、まさにガーン、という形で「禍々しい殺気だ」とかですね。それから、性的な対象が「ピンク色に見える」どころではなくて、「極彩色に怪しくうごめいて見える」とか、喩《たと》えとして言えばそういうふうになっちゃうんじゃないか、と言うんです。それは何故なのか、と。

それからまた、分裂病の場合に、あそこまで凄い暴れ方をする、あのエネルギーはなんなのか？　ということ。あれは単に衝動的なものの量が多い・少ないではなくて、質的にもっとブルート、あるいはクルード――原油みたいな、原材料的特徴を残したものではないか。

つまり、好きだとか嫌いだとか、きれいだとか汚いだとか、そういうところまで分化していない、未分化（undifferentiated）な、未精製の原油みたいな意味づけとか、攻撃衝動というものがゴーンと出てくるから、とんでもないことになるのではないか、などと詳細に論じたのがこの人です。それと、彼は「自我機能」というものは脳の中のどこかにある、ということを言っています。

ハルトマンさんは、凄い金持ちです。ヴィトゲンシュタインは鉄鋼王の倅《せがれ》だけれど、ハルトマンもそれに負けないぐらい大金持ちでした。直接フロイトから教育を受けた生き残りの一人でした。詳しくは『大変貌』[7]、『ウィーン精神』[8]などを参照して下さい。

病に至るエネルギー

未分化な原料とはどういうことか。

「原油」のままだと、エンジンに入れても動かない、使えないということは、減らない。エネルギーというのは、消費するから減るんです。例えば「女が好きだ」とする。「一緒にご飯が食べたい」と思って、初めてデートする。これにはエネルギーを消費します。思いを遂げればなおのこと。ところが「原油」のままだと、そういう形で使えないんです。だから歓談したり我慢したり、女性に話を持って行ったり、いきなり丸出しにしないで、ちょっと気取ってみたり、相手の顔を見ながらご飯のことを考えたり……というふうに、エネルギーを使えないんです。エネルギーが「原油」だから。だから溜まる一方でどこかで爆発的に発散されて、エンジンも破壊される。エンジンとは何かは、次回の講義で触れます。

人間の場合、「原油」は「製油所」で精製されるんじゃなくて、小さい時からの「関係性」——赤ん坊の時も、お母さんにいつも我《わ》が儘《まま》を言うのではなくて、少し待っていれば来てもらえる、とか、そういうことによって発達していく。だから、行動が発達していくと同時に、そういう高度な行動を可能にするように、エネルギー「そのもの」が変遷して、リファインされたものになっていくプロセスがある、ということです。

この人たちの場合は、それが不十分だったんでしょうね。

ただし、生育過程の問題が原因だとは一概には言えません。「おっぱいを飲んでいる時にお母さんを奪われてしまった、だから分裂病になります」なんて、そんな単純な話じゃない。人間の場合は、一つや二つの外傷では、ぶっ壊れたりしないんです。外傷的なものがいくつも重なっていってという話だろうと思うけれど、そんなに簡単に一直線に壊れていったりはしないはずです。後から修正したり、補修したりしながらのプロセスがあるに決まっていて、いわば螺旋《らせん》状に進んできた話だから、一気にはいかない。そういう代償するチャンスのたびにそれが失われちゃうんです。奪われたり、あるいは、裏目に出ちゃったりする。それがあまりに重複すればという話です。だから、「一つ不幸だから」といって一つの病気になる、という話ではないんです。

衝動との折り合い

衝動的なもの、オリジナルなドライヴとか、イドとか言われているもの。それには二種類ある。リビドーと言われている「生の本能」のようなものが一つ。フロイトは「死の本能」と言ったけれども、それはちょっとあんまりにも想像力が豊かすぎて、「攻撃性」と修正されたものがもう一つ。くっつくという傾向、離れて攻撃する傾向というのが、オリジナルにあるだろう。そういうものはいわばクルード、アフォーダンス（理論）の人たちの言い方では、ブルート・ファクツ。私は前から、クルードという言葉で考えていた。

クルードというのは「原油」のことです。そういうまだ未分化（undifferentiated）でギトギト、もろに攻撃性そのもののようなものと、もろにリビドーそのもののようなもの、ひたすら強い傾向性というか、エネルギーを持った傾向性だけがあって、それをかろうじて赤ん坊は、四つの原基で表現する。これを「ブルート・ファクツ」と呼んでもいいだろう。「しがみつくこと」と、「泣くこと」と、「おっぱい吸うこと」と、「おかしな顔する」、そういう表現形しか持たないで生まれてくる。

それで、こういう未分化でクルードなものが、対人関係とか、お母さんとの関係とか、周囲世界の物事とのやりとりでもって、だんだん「上等」な、――上等と言わざるをえないから、そう言いますが――人間的なフィーリングであるとか、ウィットであるとか、そういうものに育っていく過程、これを一方では、「中性化」という。エネルギー傾向がもろにリビドー的・攻撃的でなくなってくる。

もろに攻撃的ではなくなってくるということは、使えるエネルギーになることです。メタファーとして言えば、原油をガソリン代わりにぶっこんだら、エンジンぶっ壊しちゃって働かない。それだけじゃなくて、この話で大事なのは消費されないということ。ガソリンになっていればエンジンで消費して、なくなっていくけれども、原油のままでエンジンに入れたって、クルードはクルードのままです。だから、非常に未分化なアグレッションとリビドーのままでは、何らかのエンジンのようなものによって使われることがないから、どんどん溜まる。クルード性が高く「中性化」されないエネルギーにとどまっていると、人間は自分の衝動的なものを実現できないし、消費できないからどんどん溜まる。エネルギーが溜まれば圧力は増す、そういう話になってきます。

我々はいろんな「意味」に取り囲まれている

イド的なものを心的なエネルギーという面からのみ語ることは、もう一つの重要な面を見損なうことになります。それは、これらのエネルギーが、人間にとって自分の周囲を取り巻く世界に関する情緒的意味づけにも関連するというアスペクトです。あなたにとって好きなものという意味づけ、嫌いなものという意味づけ。

好きなものには惹かれ、嫌いなものには反撥する。芸術作品が持つあなたにとっての意味。事物だけではなく、私が誰かに強く惹かれている、つまり欲望を抱いているときに、その場の雰囲気が持つフィーリング、また相手の一挙手一投足が持つ意味。逆に私が何かを恐れているとき、多くは私の期待つまり欲望が満たされないことへの恐れを抱いているときに、周囲の雰囲気や人々の態度が持つ意味。

ごく簡略化すれば、良い意味と悪い意味です。これに我々は取り囲まれて暮らしている。もちろん、どちらでもないニュートラルな意味もありますが。我々にとって嬉しいサインと歓迎できないサインがあって、その嬉しさの程度、嫌悪の程度は我々の欲望の強さに比例する。そこまでは、誰でも日常的に経験することです。

精神分裂病等の疾患では、この意味の変容が起きるとされています。多くの場合は、不幸の予兆や凶事の前兆、さらには大惨事によって今の世界が崩壊することを示すサイン等々の悪い方の意味です。この世ならぬ恍惚の到来を告げるような大歓迎のサインというのは、私の臨床経験では聞いたことがない。

凶変する世界

あなたを取り巻く世界が一挙に凶変する。これを、異常意味の顕現という意味で新約聖書の黙示録《アポカリプス》から、「アポカリプティックな意味が顕現する病期」と命名した精神科医もいます。[9]

普通ならなんでもないような事物や現象、その場の状況や他人の言葉などに、多くの場合は突如として、新奇なしかもまがまがしい意味がくっついてしまうことです。ハルトマンの分裂病論でも、この異常な意味の付着を病気特有のものとして重視しています。精神科と限らず、医学全般である特定の疾患を明白に指し示す症状を、「疾病指示的徴候」などと呼びますが、ハルトマンはこの症状をそれに近いものと考えたようです。この見解を共有する精神科医は少なくありません。「その時、やまいは始まった！」と見るわけですね。クールな臨床判断の場面では、私もそういう見方をすると思いますが、病気の本態としてはそれほど重視していません。その前に何かあるというのが本書の主張です。

よく知られた、ムンクの絵「叫び」についても、「あれは、精神分裂病者の幻聴だ。背景こそは病者の一変した世界なのだ」と、「だからムンクは分裂病だったんだ」とおっしゃる病跡学の好きな精神科医もいます。私は、これも精神分裂病という病を特殊視して崇める傾向の産物だろうと思ってます。芸術というのは、もっとこわいものだろう、ここに描かれた血と炎の空と男が聞かされている阿鼻叫喚は現実だろう、と思います。この絵のその時の現実ではない。「叫び」が描かれたのは一八九三年。アウシュビッツ収容所が完成したのは一九四〇年です。数十年後の未来に生じたこの世の地獄を、芸術家の天才が予兆したものと見た方が、下らない精神病理学を持ち出すのよりずっと怖いし、絵画のリアリティーだと思うのですが。

さてそこで、異常な意味がくっつくのはなぜだろう？　それは質的異常なのか、それとも量的異常なのか。テレビで毎朝占いをやっている世の中ですから、なんとなく今日は悪いことが起きそうだとか、あの人の顔つきは私に警告してるんじゃないかしら、などというのはありふれたことでしょう。昔の人は下駄の鼻緒が切れると「刺客が待っている前兆だ」などと言ってたようです。

変わり行く日々を送り、しかもそれに自覚的にならざるを得ない動物である我々が、多少は予兆だの前兆だのを気にするのは自然なことだし、その中でも良からぬ事の起きそうな兆しに敏感なのは当然です。その度に「ヒャー分裂病の異常意味顕現だ」と騒ぐことはない。

この回で語ったことは、そういう意味の重さが違う、強烈さが違うことの説明として、衝動的なものの未分化・未精製性がものを言ってるのだということです。つまり、質的異常よりはそれのもたらす情緒的衝撃力の強弱という意味での量的な違いだろうという考えかたです。より未分化なものほど破壊性が強い。癌細胞も未熟なものほど悪性です。

リンビックシステム

ここで、このような意味づけを実行する脳内責任部署がどこなのかを検討します。それはリンビックシステムである、というのが解答になります。リンビックシステムの日本語は大脳辺縁系、最近は海馬フォーメーションという言い方もされます。大脳皮質のうちでも進化的には古いという意味の旧皮質が内側にまくれ込んだようななりたちの海馬という部位を中心として、多くの神経核や皮質の回《かい》（大脳皮質の表面の凸と凹のうちの凸の部分）を結ぶ複雑な循環回路（パペスの回路）がリンビックシステムです。

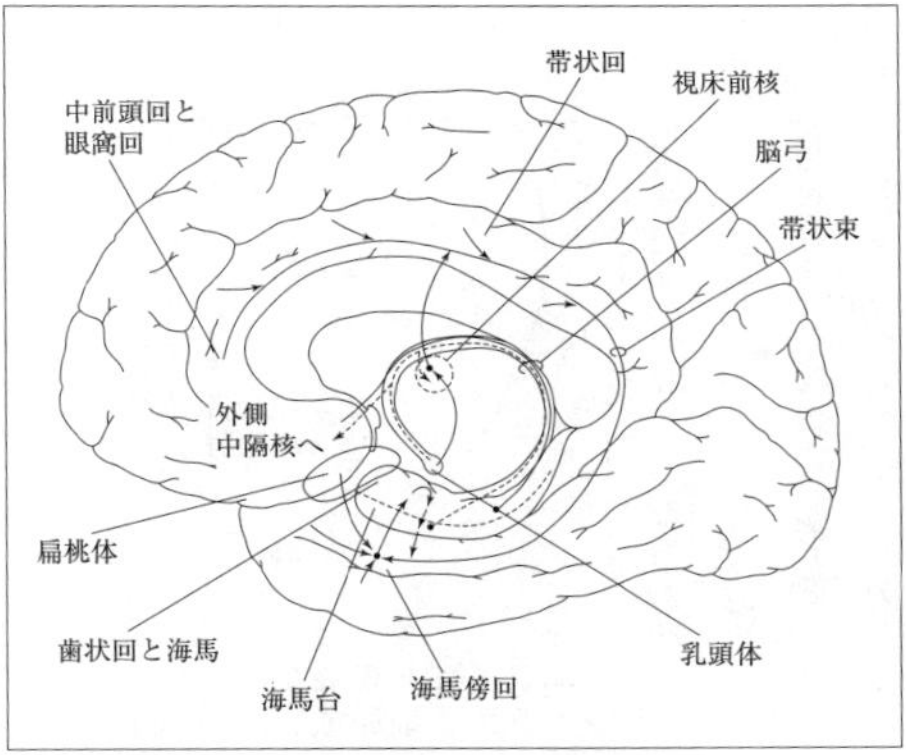

リンビックシステムの図

ついでにいうと、専門家風の書物でも間違っているし、テレビでも同じ誤りが目に付くのが「海馬はタツノオトシゴだ」という説明です。そういう形状をしているからと、ご丁寧にタツノオトシゴの絵まで描いてある。脳内器官の海馬はタツノオトシゴの形なんかしてません。なんの考え違いだ？ セイウチ、あざらし、トドその他の海獣の形であります。それらの動物を見て古代ギリシャ人が海に住む馬であると名付けたからヒポ・カンプス――海の馬――河の馬がヒポ・ポタマスで河馬というのと類似の命名です。海の馬ならシーホースだろう、だからと英和辞書を引くとタツノオトシゴになっちゃいました。

　リンビックシステムという概念が我が国に導

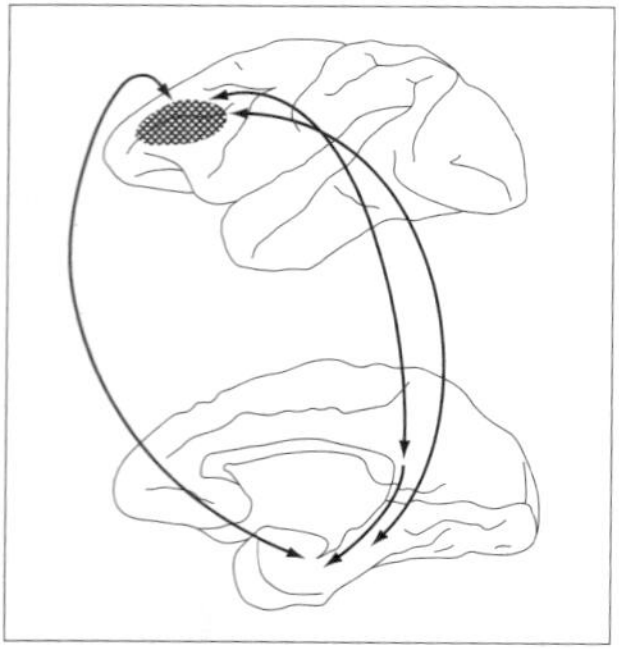

カニクイザルの海馬フォーメーション（下）と前頭前野皮質（上）との連携
Paul Fletcherの論文「分裂病における前頭–海馬結合の失敗」から
(Nature Neuroscience, Vol.1 No.4, August 1998)

入された頃に、私は学部の一年で脳の解剖の手ほどきを受けていました。その頃、リンビックシステムは「情動の中枢」であるという説明がもっぱらでした。私の勉強がお留守になっている間に、今は記憶との関連の方がずっと重視されるようになりました。記憶のしまいこみと引き出しに海馬がはたらいているらしい。図書館の司書のような仕事です。それと、もともと注目されていた情動的なものとかかわる何らかのはたらきもしている。これはある意味では当然のことで、パペスの回路には喜怒哀楽の中枢とまで呼ばれる扁桃核《へんとうかく》が入っているし、すぐ近くには視床下部という欲望や衝動の卸元みたいな部位があり、これとの連結も密なものがある。

そういうわけで、言葉やシンボルをメモリーから検索し、それの情緒的意味づけをしつつ脳内のさらに上位の部位の判断材料にと上げて行くのがリンビックシステムである、というのは間違いないでしょう。

この上位中枢とはなんのことかについては、講義の後半で出てまいります。ここでは図を眺めておいて下さい。

インヴェスティゲーション

いくつかの困難なケースを紹介しましたが、こういう人々を手早く救助するためには、情報を的確に捕まえることがなによりも優先します。病気になる前の患者の状況、どんな暮らしでどんな苦労をして、どうやって苦境から脱出しようとしていたかをなんとかして理解することです。

しかし、全ケースについてそうすんなり知ることができるわけではない。情報のとりかたには二通りあり、一つはいわゆる浮遊する注意《フローティング・アテンション》といって、あまり相手の話の細部に集中しない焦点をぼかしたような注意力の幕を広く張っているようなもの。これは比較的に軽症な病人にある程度時間的余裕をもって治療を続けることが許されるときのこちら側の意識の持ち方です。一方、そうは言ってられない場面、寸刻をあらそって情報を得たいという戦場のような臨床場面もある。

そういうケースでは、私は自分を精神科の医者だと思ってないふしがある。自分を、捜査官《インヴェスティゲーター》、「刑事（デカ）」だとみなしている。その人の罪を探す「刑事」じゃありませんが、こういうふうにこじれちゃったのは、どこかに何かがあるからじゃないのか？　と思って、鵜《う》の目鷹《たか》の目で訊きます。本当は「今の話、もう一回してくれる？」って繰り返させて矛盾を問いただすくらいのことをしたいけど、ここじゃなんだからと我慢している。一回目の話と二回目の話を照合して「あそこのところの話が違うな」というような感じで、ほとんど事情聴取的に訊ねたい。それが下品だというのなら、歴史家が歴史の中の真実を見出そうとして調査するような感じで、私はやっています。だから基本的には悉皆《しっかい》的に、全部教えてもらいたい。私が後輩の精神科医たちに「なんで患者の子どもの名前が書いてないんだ」とか、「《会社員》じゃわからない、どこの会社だ」とか「どこの所属だ」とか、うるさく言うのはそこにあるんです。

犯罪捜査でも「現場百回」って言うでしょ。本当は、生まれ育った環境もそこに出かけて見てみたいぐらいなんですが、そこは想像力で補うことになる。

さっきの第二の「母殺し」なんて、北陸の寒さと雪と、当時はまだ強かった封建性がなければ、あそこまで行っていなかったかな、なんていう想像力がこちらに欠けていたら、治療は極めて難しいでしょうね。イマジネーションなんていうものは訓練のしようがないわけだから、それぞれの適性でもってやるしかないけど。少なくとも話を聞く際の誠実さとしては「細部」にこだわる、それから「筋の通らない話」に「ここのところはどうも引っかかるな」、というふうな感性は必要です。別に問い直さなくてもいいんですよ。こちらが聞いていて、「あれ、ここはなんか変だな」ということをキャッチできるかどうか、ということ。そういう意味では犯罪捜査みたいな、供述の真実性を目的とした行為などとは違います。

我々が、いわゆる犯罪捜査をやる人たちと違うのは、根本の「ピュアな真実」というものを探しているわけではない、ということ。つまり、患者が真実だと「思っている」こと――例えばさっきのケースで言えば、「あ、そうだったんだ」って腑に落ちる話を探している。

だって、「お母さんのデスベッドで」なんて、この話だって本当じゃない可能性があるわけです。かなりの思い込みでしょう。だけどそこでピシャリと何かが閉ざされちゃったらしい。その記憶が回復したのは、彼女はその当時中耳炎だったということと、その話を聞いている時に尿管結石で相当に痛い思いをしていたという事実の複合があって、そこでプチッと開く……缶が開くみたいに、ぱあっと開いていく。とてものんびりゆっくりとはやっていられない。あれへんだな、なんだかおかしいな――とこうしているうちにパーッと開ける感じです。

いかにも病気になりそうな話は怪しい。怪しいといっても、別に意図的に何かを隠しているんじゃない。そこは、犯罪とは違います。本人も周囲もそうだと思い込んでいて、そこから先が見えてこないような仕組みになってしまっている。やっぱり「瞬間的な勘」と、持続してあんまり集中しないで、少し「ポワーッとしたような気持ち」で話を聞くのが大事ですね。一点に集中しないで。

そんなに複雑じゃない「恐怖」

「対象を失う恐怖」、「ステイタスを失う恐怖」、「肉体を喪失する恐怖（部分的にも）」などの「喪失する恐怖」など、まだ触れていない恐怖はいくつかあるでしょう。しかし、ある程度の経験を積むと、この世の中にオリジナルな、他に比較のできないような凄絶な秘密的ストーリーなんてない、ということがわかります。大体五通りか六通りのヴァージョンで十分です。愛想のない話ですが、本当です。それで、その五通りか六通りを、手許《てもと》の救急キットにして持っていれば間に合う。人間の心なんてそんなには複雑じゃない。

また「どうもこの人はわかんないな」と思ったら「こいつは何かが怖いんじゃないかな？」、もしくは「怖さを逆の方法で発現させているんじゃないかな？」と思って見ていると、案外にわかるものです。それがわかってくると、あんまり怖くなくなる。

第六回講義　運動が阻害されるということ

患者の機能を回復させていく、それが治療です。我々はそこで、薬使ったり、側についていたり、あるいは「早く寝ちまえ」と言ったり、たまに「寝るな」って言ったり、話聞いたりして、いろいろやっている。

機能がおのずから回復してくるものを助けるということが、我々の治療であって、それを訓練する、その後さらに、より補強していくのがリハビリテーションということですね。こういうふうに考えないと、精神科の急性期治療とか、リハビリテーションっていうのは、何の話をしているのか分かんないことになる。二〇世紀までの精神医学は全然こういうふうに考えてないんです。つまり、最初の状態、病気でどんと起こった状態を、この人の病気は「異常の程度がひどいから、病気だ」と言うんですね。そうじゃないんです、これは。この人、何かできなくなっているんだよ、と問わなくてはならない。できなくなっている、だから病気なんだ。これは百八十度転回した、引っくり返った話です。つまり、このときに「機能回復」と言っているのは、とりもなおさず、「運動機能」です。運動とか行為ができなく

「運動」とは

なっている。

この「運動」には、手足の動きだけではない多様な運動が含まれています。言葉を使った思考（脳内の）も運動であると私は思っていますし、多くの脳生理学者も賛成しています。ここで問題になっている機能を簡単に言えば、運動を組み立ててまとまりのある行為をする能力です。

言葉を操ってコミュニケーションをする。その前に言葉を使って考えるというのは、前述の通り運動です。だから彼らは、ナースが話しかけても、最初はまったく喋れないよ。喋ったって、何言ってんだか分かんない。第一、目が合わない。ナースたちはこれはいっぱい経験しています。それで「どうなっていますか？」って俺が聞くと、「一分位」なんてこの頃答えてくれるナースがけっこういますね。「ああそう、一分」。これで通じちゃう。つまり彼女は何て言っているかというと、「一分間位は私の目を見て、一分間位まとまったことを言える」、「でもその後うっかりすると、ズズズーッと崩れていって、いったい何の話だかわかんない話になるよ」ということを、「一分間位」と言っているんです。「一分いけてるの？」と聞くと、「ちょっと無理だな、一〇秒位かな」「一〇秒位まともだよ、先生」というふうに教えてくれますが、「一〇秒位まともだ」というのは、何ができているかと言ったら、運動ないし行為ができる、表現する行為ができている、行為可能になっているということで、機能が回復しているということなんです。

だから、これは行為能力だ。「行為能力」というのは、法律用語にもあるのでちょっと紛らわしいですが、そういう意味ではありません。アビリティーです。

「衝動行為」の説明1——BPD

それで、ここでちょっと話がずれるわけですが、行為というと、「衝動行為」という言葉を、これは精神科に関係している者はみんな知っているわけです。「衝動行為があるから困るねえ」、「ホント困ったもんだ」と言うんですが、この衝動行為ということをちょっと考えてみたい。なぜ衝動行為というのが、あんなふうになるのかなあということです。

これには、本質的には同じものなんだろうけど、二つ位のことが説明として言えるんだと思うんですね。一つはいわゆるボーダーライン・パーソナリティ・ディスオーダー（BPD）とかっていう、性格障害とか、あるいはヒステリー性格とかです。もっと言えば未熟性格、衝動的な人格障害、「未熟衝動型人格障害」というのが、一番私は正確なんだろうと思いますが、それに憑依《ひょうい》しやすい傾向がくっついたのがBPD。ああいう人たちがやってくれる衝動行為というものがあります。ぶん投げたり、家の中むちゃくちゃにしたり、家族の中であればとんでもないことをやってくれる。だいたい自分以外の人の命が危ないことまではやらないけれども、二階から飛び降りるくらいのことはやって見せてくれる。あれはまさに衝動行為です。その衝動行為があるから、入院させなきゃいけねえ、とこういうふうになる。

「そんなの好きなだけやらせておけ」というのが私の考えですが。このボーダーラインなんかの大騒ぎ、はた迷惑なああいう大騒ぎ、あれは要するに大の大人が、幼児的な泣きわめきをやっているんです、簡単に言えば。ガキはワァーッて言って、ギャーッと引っくり返って足をバタバタやる。最近そういうガキが電車の中で増えているから、「今にボーダーラインになるぞ」って言ってやろうと思っているんだけれど、「外へ出ろ、ジジイ」なんてなるから言わない。

それだけのことなんだけど、違いがあるわけです。ガキがいくら引っくり返って暴れたって、「このヤロー」って言って、網棚の上にあげちゃえば泣きやむ。だけど、こんなに大きくなって、二二歳になったお姉ちゃんがですね、それをやってくれたら、とっつかまえて網棚にあげちゃうわけにいかないし、それより何よりも、中身的にはただの泣きわめきなんだけど、図体が違う。赤ん坊のときに比べたら、ガキはだいたい三歳児って言ったら一五キロ位、六〇キロのお姉さんだったら、四倍です、体重で。その他いろんなものの量が違う。なによりも、エネルギー。この前から言っている衝動的な量がまさに大人の量で、大人の肉体を持った人が、ガキみたいに泣きわめくから、あんな大騒ぎになる。だけど、中身は簡単な話です。これがいわゆる衝動行為への一つの説明です。これに該当する人はいっぱいいます。それだけのことだと思っていいです。

「衝動行為」の説明2――精神運動興奮

もう一つ、もっと深刻なのもある。こっちはおそらく何とか面倒見てやらなきゃいけないんですが、もっとも深刻なのは、「緊張病状態」の「精神運動興奮」というやつです。我々はこの頃、そんなにすごい精神運動興奮状態というのを以前ほど見ないけれど、あれは本当にすごいものです。

突然、なんかの掛け金がはずれたみたいになって、もう一〇〇メートルでも突っ走るし、あるいはグルグルグルグルグルまわって、跳ねまわったり、飛びまわったり、ゴロゴロ転がったり、ギャアーとすげえ声で叫んだり。ベッドに抑制すると、ベッドごと天井まで、天井までは飛ばないけれど、三〇センチくらいまで飛び上がります。どこからあの力が出てくるんだ、あれは何かと言うと、ほとんど無目的的な運動行為です。このエネルギーこそ、まさにアグレッションの質が中性化されていない状態です。突如として生《クルード》の攻撃衝動が、しかも大人の肉体を持った人から飛び出してくるから、とんでもないことになる。

精神運動興奮状態というのは、たいがい突然、爆発的に出現する。だから、「緊張病性昏迷で自発行為ができなくてじっとしている状態に気をつけろよ、いつ爆発するかわかんないから」って言うんですね。最近はそんなに以前ほど病状的にクッキリした上等なのはあんまりいなくて、なんかヤワな感じで、そんなに突発的ではないいんですが。臨床看護の心得としては、十分気をつけないといけない。突発的に爆発してきます。「それはなぜなんだ？」――その説明が、いわば「クルード」なもの、つまり、非常に生のドロドロな原料みたいなやつが爆発する、となる。爆発すれば、破壊する。何を破壊するんでしょうか。

「いったい破壊されるものは何か？」ということを考えてみると、燃料（ガソリン）を消費して運動に変えるもの。消費したエネルギーを運動に変えるもののメタファーとしては、ガソリンエンジンがありますね。エンジン・メタファーです。でも、人間はエンジンじゃない。人間ではどうなっているかと言うと、衝動由来の欲望とか、感情とか、そういうものの満足を得られる行為に変換する、この欲望を行為に変換する装置が、爆発によって壊されちゃっている。これはいったい何か？

欲望を行為に変換する。ここまではわかりますね。そういうものがなきゃ人間は生きていけない。「腹減ったからメシ食うべえ」って簡単な話です。ただ、腹が減ったからって、それで講義中にムシャムシャやられたら困るけど。そういう社会的な配慮も含めて変換していく装置が、緊張病的な爆発が起こると壊されちゃう。この「壊されるものは何ですか？」というのが、一つの設問なんです。

蛍光灯を割る患者

ここで、ちょっと臨床に戻ってみます。昔、私がいた病院で、私の部下に「こうやってみたらいかが？」と示唆したら、忠実に実行してくれたケースです。実は内心「まあ、よくやるよ」と感心してたんですが。結果は成功でした。

ある人がですね、保護室から出られなくなっちゃったんです。かなりの腕っ節のある人で、その保護室に入る前に、病棟内の蛍光灯という蛍光灯、全部割っちゃった。四〇〇本。

ずいぶん止めたり押さえたりしたけど止まらない。「好きなだけやらせろ」って言って、好きなだけやらせたら四〇〇本割っちゃった。彼は蛍光灯というのが嫌いなんです。「蛍光灯を攻撃するくせがあるから、気をつけてください」といって紹介されてきた。この人の衝動行為が蛍光灯の方にも多少の原因があるという、このときの経験があるから、今使っている病棟を設計するとき白熱灯にしました。蛍光灯って影がなくて時々変になってチカチカ妙にまたたいたり、気持ちが悪い。まして三〇年前の蛍光灯だから、感じがあんまりよくない。クリアーじゃない。私は蛍光灯を攻撃する気持ちがなんとなく分かるような気がしたから、しばらくほっといたけど。さすがに四〇〇本となるとね。

かわいそうな奴を見るとたまらなくなって首絞めちゃう

それでついに、彼はいろいろあった挙げ句に保護室から出られなくなっちゃった。本当に出られなくなっちゃった。なぜ出られなくなったかと言うと、外に出ると、必ず側に来たヤツを捕まえて、腕で首を絞める。腕っ節が強い。太い腕でフェイスロックをかけちゃう。ほっとけば気絶させるだろうと思うほど。それで、どうにもにっちもさっちもいかなくなった。保護室からナース・ステーションのカウンターに出てくる。何のためかというと、そこにしかライターがないから、煙草を吸いに出てくる。出てくるんだけど、目的までの中間点で沈没しちゃ、ワァーッて。まさに衝動行為が突発するわけ。皆でワァーッと集まって保護室へ押し込む。その繰り返しで、「どうしよう?」ってことになった。

何が起きているかって見ていたら、煙草を吸いたいのに「煙草吸いたい」という欲が、満たされなくてフラストレーションになる。この爆発によって挫折してしまう。だったらこのワァーッていう騒ぎをやめればいいんだけど、やめられない。

なんでだろうと思って、一つ考えたのは、彼が飛びかかる患者ってのが、なんかちょっとかわいそうなヤツなんです。かわいそうなヤツというか、昔の精神病院だから、煙草は貴重品だから、煙草を欲しそうな顔をしているヤツとか、金がないから吸えないヤツとか。精神病院の中には、そういうかわいそうな、誰が見てもかわいそう、患者から見てもかわいそうな同情をかう人がいるんです。どうもそういうタイプのヤツを、哀れっぽい顔をしているヤツを襲うということじゃないかなあと、私が見てたら、どうもそうみたいだった。

おそらく、だからそういうときには、なんとかその相手の惨《みじ》めさとか、煙草をわけてやりたいなあという気持ちとか、その惨めな人にまつわるさまざまな記憶、つまり精神病院のミゼラブルな体験というのが、ワァーっと頭に来て、「こんちくしょう!」って、飛びかかっちゃう。自分をそういうふうにかわいそうがらせる相手を攻撃するんだろうな、と。そこまでは読めた。

行為の分割

それで、「どうしようかなあ」と考えた。煙草を吸って、保護室に戻るだけのことができなければ、これは前進はないなと思いました。この人の行為を改善するのにこの時やったことは、いわば「行為の分割」です。それが答えでした。

「行為を分割する」って言葉が、佐々木正人先生の本にも出てきたから、びっくりしました。私がこんなことを考えてたのは一九七五年頃ですから、今から三〇年近く前に、直観的にこんなことを考えていたことになります。それでその後、それについていろんなことを論理化して考えていって、後からだんだん話していきますけど、脳の機能だとかなんだとかというのを勉強していたら、「やっぱりこういうことじゃないかな」というふうに思ったのが、一九九七年頃で、さらにそれで理論化して、「こうかなあ？」なんて本を書いちゃったりしたら、今度は佐々木正人先生がやって来て講義をしてくれるまでになった。それが二〇〇四年。だから三〇年位の間に、偶発的にいろんな情報が入って来て、そのたんびに私は修正してきたわけです。それで、このときは、行為を分割したということです。その意味は後で説明します。

このときは、時間的な分割をしたんです。どの位の時間なら、こいつはワァーンとやらないでいられるだろうか、まずそれを見極めろ、ということです。とりあえずここでは煙草問題というのがクリティカルになっていますから、煙草を取りに行って帰ってくる、これが課題です。煙草を取りに行って、カウンターで火をつけて、その煙草を持って保護室に戻って煙草を吸う、そしてそこの吸い殻入れで消す。そこまで医師はその部屋で待っていて付き合う。「煙草を取りに行って、煙草に火をつけて戻ってきて、満足して、本日これでおしまい、よくやった、というセッションをなんとかして完成させたら？」と主治医に言ったんです。これはそんなに長い時間じゃない、まあ三分か四分。これを一単位に考えたらどうだ、と。

つまりこれはどういう行為かと言ったら、「目的行為」です。三分間の目的行為。目的行為を行うべく、途中で挫折することなく、三分間の分割行為ができるなら、それが自信を持ってできるようになるなら、三分間できるなら、一〇分間できるはず。それで今度は一〇分一単位にしよう。一〇分を五単位にすると五〇分になっちゃう。保護室から五〇分出られたら、これはずっと保護室に入れっぱなしになっている理由はないぞってことになる。という具合に設計したわけです。

三分間のシミュレーション

ただ、これは困る。ドカーンが。ドカーンをどうしたらいいだろうということです。何分間維持可能か、何分間行為を維持できるかということの成否を握ってるのは何か？　継続させないものは何かと言うと、これが妨害的な刺激だということです。この妨害刺激という言葉も後で、この時から二〇年以上経ってから前頭葉の論文を読んでいたら、「脳内妨害刺激」という言葉が出てたのでびっくりしたんですが。脳内の妨害刺激で行動が完結しないから困るんだという話が出ていて、これは後で話します。

この場合考えていたのは、要するに、かの患者さんは、かわいそうなヤツを見るとたまらなくなって、あまりのかわいそうさのあまり、飛びついて殺したくなる。まあ、実際には殺意はなかったと思うんだけど、攻撃をぶっつけたくなっちゃうっていうのがあった。だから、そこでそういう誘惑に負けると貫徹しない。目的を貫徹できないから、不貫徹行為です。貫徹せざる行為はフラストレーションを増すだろう。それで、小単位でもいいから、つまり単位時間は短くてもいいから貫徹させたい。貫徹させるべく手伝ってやりたい、ということになる。そうすると、この妨害的刺激へ予測的にバリアを張る必要がある。この人物の頭にバリアをつくってやるには、どうしたらいいか。

私がその主治医に勧めたのは、「早く出て来たら？」でした。八時頃に。「八時になったならば、保護室に行け。やつのところに行け」。そこで、「これから何をやるか？　とりあえず、煙草に火つけてきて、それを吸おう。それを貫徹しよう」と、何回も頭にたたき込んで、「したいのかしたくないのか？」、「いつまでも途中で爆発して煙草も吸えない人間として、ずっと保護室で暮らすのか？」と、そのモチベーションをつけなさいと言った。「やりたい」と言ったならば、「だけど、あんたいつもあそこでもって沈没しちゃうじゃないか。なぜ沈没するかというと、あんたを見ていると、まっすぐ行って帰ってくればいいものを、あっちとかこっちとか気を取られる。変なところに気を取られて、自分が今何をしようとしているのか忘れてしまう。それはやめなさい」「『今やりかけていることは何だっけ？』と自問自答してやれ！」と。

「あなた特にかわいそうなヤツに弱いね。そいつを見ると、どういうわけか、たぶんあなたはかわいそうさがあまってやっているんだろうけど、気持ちはわかるけど、たとえば○○君とか、○○君とか、何人かいるよね、ここの名物みたいなヤツ。ズケ（吸い殻を指す精神病棟の隠語）ばっかり吸ってる。もしかすると、これからあのドアを開けて出ていくと、そのすぐそこのところにそのかわいそうな代表選手がうずくまっているかもしれない。それを乗り越えないとダメだぞ」と。「じゃあ、やってみろ。頭の中でやれ」って、「これから、どこどこへ行って終わって帰ってくる。その間にアイツがいたら、どうする？」「無視する」「本当に無視できるか？　よしいいぞ」って、まさにその三分間のリハーサルを、この妨害刺激への予測訓練をやらせたんです、毎日毎日繰り返して。主治医は大変でしたが結果的にはけっこううまくいきました。最初の三分をアッという間に通過して、この方法で、彼は保護室から出た。

当時、この訓練の他にもいろんな周りのサポートもありましたが、中心はこの三分間プランの実行訓練で出られたんです。

靴下履きのリハビリと同じ

この、行為を分割するということの例が、この前、海浜シンポの客員教授をしていただいた、佐々木正人先生のお話にもありました。[1] 運動麻痺患者のリハビリテーション観察から、靴下を履く行為が四つの下位行為に分割されるということです。体幹を安定させ、足先を靴下に近づけ、靴下につま先を入れ、それを引き上げる。普通は立ったままで履く。

幼稚園で見ると、みんなお座りしている、ペタンとお尻ついて。つまり、第一段階は、体の平衡状態を安定させるという動作をします。それから次に手を足に近づけて、それから靴下の口をあけて、それからそこに足を入れる、という四つのコンポーネントからできている。

それが最初の時期、リハビリテーションがうまくないときには、いろんなコンポーネントが一緒に出てきて、最終的になるとその順序がパタパタとできるようになる。四つの部品がうまく組み合わされて、「靴下を履く」という行為になっていく。

これと考え合わせると、どうも私のやったことも、一つの行為というのを彼に可能な範囲の短時間で分割して、それをいくつもくっつけていく。いくつもくっつけていくことによって、一日の行為が貫徹できるようになっていった、というふうに理解できることに気が付いた。これを読んで、「そういうことかいな」と、今になってあらためてちょっとお利口になったような気持ちになっています。

『東京物語』と行為の分割

今、生誕百年とかで、小津安二郎の映画、NHKでずっとやってます。あんまり好きじゃないんだけど、つい観ちゃう。観るとやっぱり面白い。いわば博物館みたいな、骨董品を見てるような面白さがある。このあいだ、『東京物語』っていうのを観たら、やってたねぇ。小津安っていう人はやっぱりすごい人だなって思ったのは、ソックス履いてた、若い女が。末の娘のね、あれは香川京子だったと思ったけど。いちばん上の姉さんが杉村春子でさ。白い短いソックスね。それを若い女の人が畳の上で、スルッスルッと履く。片足ずつ、そのシーンが、低いアングルで写されてました。実に美しいですね。関係ありませんけどね。まさに、「デクステリティ」というか「巧みさ」。

おそらくあのカット、ずいぶん女優さんを泣かしたんじゃないかね、小津安は。そう思って観ると、映画っていうのは、そうだな、パーツを撮っておいて、それをシークエンスにして、編集して映画にするんだよね。だから、今日も行為を分割して、再度それを構成していく上での、動作とか行為の回復というのは、もうちょっと深く考えてみる。まぁ、これからです。勉強しなきゃいけないことかもしれない。

手順を立てる＝行為を分割する

我々の日々の急性期の治療という場面で見たときに、これほどひどくなくても、行為の貫徹しない人、いっぱいいます。（次ページ図）ナース・ステーション内の冷蔵庫に行って、コカ・コーラ取ってくるのに、たいがいの人は、ナース・ステーションの入り口のところのドアをカチャカチャ回しているだけ。「どうしたの？　何していいかわかんなくなったの？」って言うと、「うん」って。もうちょっとよくなると「あけていいですか？」って訊く。入っても、隔離室側のカウンターの方に寄って行っちゃったり、「看護婦さん」ってそっちへ寄って行っちゃう。私が側を通りかかると「今何やってんの？　やりかけたことをやんなさい！」と怒鳴っていますが、あれは意地悪じゃない。彼や彼女がやろうと思ったことを貫徹させなければ、フラストレーションばっかり溜まる。フラストレーションが溜まればどうなるかと言うと、彼らはリファインされていないエネルギーの持ち主だから、溜まればまた爆発する。爆発すれば、また状態悪いとか、隔離室とかになる。これは気の毒だから、だから、「さっさとやれ！」と言っているわけです。

だから、そこのレベルの看護というのは、前に紹介した熱心なお医者さんがやったことと

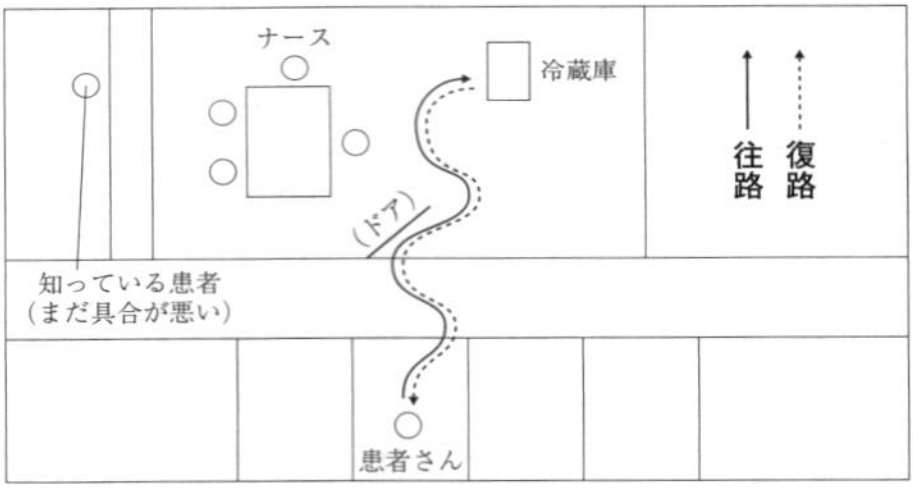

本当はほぼ同じです。こんなには大変じゃないけど、これからどうしようか、と患者の個室で相談する。ナースが「今度はこれから何したいの？」と聞いて、「あそこ行って何か取ってきたいんだ」って。「じゃあ、どういう手順でやるか考えてみなよ」って言って、「こうやって、ああやって、こうやって……」と、要するに行為をいくつも分割してみる。

手順というのは、すなわち行為の分割ですから、いっぺんに「あそこに行って取って戻ってくるんだ！」と言っても難しい。あの人たちっていうのは、一挙にいっぺんに実現しないとだめだ、と思い込んでいるところがありますでしょ？　一挙に実現しないものはだめで、それでワァーンと怒っている。それを、「ちょっと待て」と、「順序よく、順序だててやろうよ」と。

順序だててやるというのは、行為を分割することです。行為を分割するというのは、時間に分けることだから、「あなたどの位の時間やれるの？」と、言い方は何でもいいけど、「わかんなくなんないで、五～六分で行って帰ってこれるの？」と、「行かれるよ」って言ったら、「じゃあどういう順番でやるんだよ。やれるか。じゃ、やってごらんなさい」。「じゃ、あんたやるね？　じゃ、行っておいで」と、こういう感じです。「じゃ、行っておいで」と「出してやる」というふうに変わらないと、ここでナースが変わらない。こんな人、おうちにかえしたらかわいそう。ずっと看てあげましょう」という話になって、「まだよくなってないから、この人は出してあげられないと、へたくそな看護になってくる。だからこれは、そういう頭の訓練を事前にして、それを実行するべく後ろで待っている、と。事前にしっかりと頭の中に計画をつくらせて、たたき込む。たたき込むというより、自分でしっかり考えてもらう。

熊谷さんのコマ回し訓練

私は昔、子どもの頃、コマが回せませんでした。親父の友だちに極道の親分さんがいたの。くそまじめな海軍少佐どのにどうして極道の親分の友達なんかいたんだかわからないんですが、後でお袋に聞いたら、「あの人すごいんだよ。偉いやくざだよ」って言う。偉いやくざっていうのもわかりませんが、終戦直後でした。その家には、けっこう歩かないと行けなかった。熊の敷物があって、そのおじさんが妙に私のことをかわいがってくれました。

私は泣き虫で、遊びに行ってもコマ回せないから、「カズオちゃん、コマっていうのはね」とやって見せてくれた。「最初のひと巻きをしっかり巻くんだ」と。「ひと巻きをしっかり巻いて、後はな、あんまり力を入れないで巻くんだ。やってみな」。「わかった」って。幼心にそればかりは頭にたたき込みまして。最初にしっかりやっておかねえと、後でぐずぐずになるんだなって。あの親分は偉い親分だった。名前まで覚えている。熊谷さんて言うんだ。熊谷さんちに行くと、熊の敷物があって、苦みばしったいい男のおじさんが、「カズオちゃん」って。そういうおじさんにコマの回しかた教わったから、一生忘れない。

それと同じに、事前の準備行動（シミュレーション）を頭の中でしっかりやっておいて、どういうことが起きても、それに惑わされることなくやっちゃおうね、と。つまり、コマは最初をしっかり巻くと、それさえできればポンッてやると、本当にクルクルクルッと回る。同じようにしっかり頭の中に計画をたたき込んで、妨害を無視する決心をして出かければ、スーッと行ってスゥーッと帰ってくる。行って帰ってきてくれれば、安打一本で一点、あるいは二点。これはもう二塁打です。もう一発撃てばホームランで、ホームに帰宅、一点入っちゃう。そういうことを、この人はどの程度の時間それをできるのかなあ、それから、この人が苦手に思っているのは何なのかな？　ということを見抜いてないとできない。見抜いてなくてもいいんだけど、「途中でいろいろ気になることが起きるけど、それに負けるんじゃないぞ」と言うだけでもいい。

冒険から帰還へ、という定型

妨害を排除して目的を達して家に帰る。このテーマで二つのことを連想しました。一つは、『ピノキオ』という子ども向けのお話。それから、ちょっと前に読んだノーマン・メイラーの書いた「アメリカ人にとっての野球」というエッセイです。

『ピノキオ』、あれもやっぱり似たような話ですね。途中で色々なのが出てくる。片目が不自由なネコとか、片足が不自由なキツネとか、コオロギとかいろいろなのが出てくるから、そういうものの誘惑に負けちゃだめだよという教訓ばなしなんです。読者は分かっているから、「ア、負けちゃ駄目」と応援しますが、ピノキオ氏はなかなかお利口になってくれない。

要するにやっぱり一種の誘惑なんですね。途中で妨害するというのは、テンプテーションなんです。森の中を歩いていれば、いろんなものがひょこひょこ出てくる。「それは全部幻だから、坊や、それにだまされちゃいけないよ」という感じで、話してあげるだけでも、患者は分かると思います。「それに負けていると、貫徹しないで、フラストレーションばっかり起きるよ」という話し方でいいんだと思います。

野球の話はちょっとひねっています。メイラーが言うには、ベースボールとは、本塁という我が家を出発して一塁二塁三塁と、さまざまの妨害を排除し外敵をやっつけて、無事我が家に帰着するという、アメリカ人共通の夢のメタファーだそうです。そう言われると、なるほどという気もします。

いずこにおいても、安全な場所から冒険と誘惑に満ちた世界への旅と、そこからの帰着というのが、人間にとって根本的ななにかを決定するテーマであるように感じられます。

欲望の実現装置としての「自我」

この欲望、目的行為を満足へと変える変換装置、これは何だという話になる。「これは何と言うんだ？」と。

煙草を吸いたい気持ち、肉体的な欲望というのは、要するにたいしたことじゃないんです。食欲は満たせば消えちゃう。性欲は好きな女とデートすれば消えちゃう。それ以上は膨らまない。想像力だ何だっていうのが、勝手に働き出すと、バァーッと膨らんでとんでもないことになる。だけど、実現しなければ、いくらでも膨らむ。腹が減っているのに、食わしてもらえなければ、どんどんどんどんこの圧力は増すでしょう？　どんどん沸騰点に向かって増していく。これはこれで困る。なぜなら壊しちゃうから。

何を壊しちゃうかと言うと、欲望の実現装置を壊す。この実現装置のことを、ハインツ・ハルトマンは、「これが自我だよ」と、名前をつけた。彼の定義によれば「衝動とリアリティーの仲介者」というふうに言っている。ここでリアリティーと呼んでるのは、ただの現実的な制約条件ということです。社会的な規範とか、「そんなところで小便したらだめだよ、いくらおしっこしたくたって、やっちゃだめだ」とかいう、そういう現実的条件のことです。腹が減ってるけど食い物買う金がないというリアリティーもある。私がこの本で少しは解明したいと思っている、人間の脳はリアリティーをどう作るのかというような、上級生向けのリアリティーという意味ではありません。

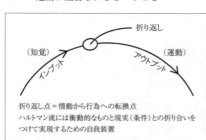

衝動的なものが上がっていって、ここで行為に転換する。インプットがアウトプットに変わるところが自我である。そこまでハルトマンは言ってませんが、ただ彼は、「自我装置（エゴ・アパレータス）」と言いました。（図）そのとき彼は、「その装置が中枢神経系の中にあるはずだ」とまで言い切っています。「脳の中にそういうものがあるんだろう、それが自我の座ですよ」というのがハルトマンの説です。私は今、ハルトマンの説を丸呑みにはしてませんが。

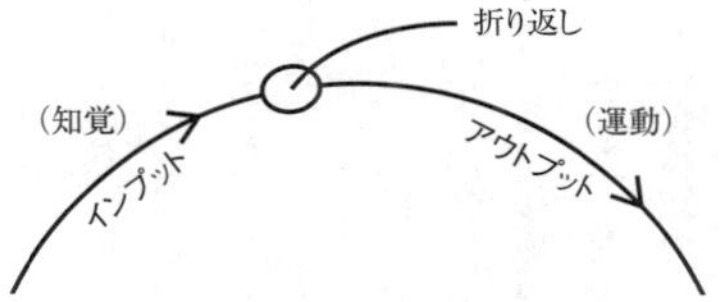

折り返し点＝情動から行為への転換点
ハルトマン流には衝動的なものと現実（条件）との折り合いをつけて実現するための自我装置

満たされない欲望から「統合」へ

もう一つ言うと、欲望というのは、ただちには満足されないことが多いですね。お腹すいたから、すぐ食べるというわけにもいかない。欲望というのはさまざまな社会的な制約のもとにあるから、必ずしもストレートにつながらない。この当時、彼が考えていた自我の機能というのは、そこに生じる矛盾、「したいけどできない」という矛盾。「その矛盾をなんとか維持しながら、シンセシス『統合』することだ、これが一番上等なことだ」と言ってます。シンセサイザーのシンセサイズです。つまり、ここで「統合」する。

これは昔、マルクスボーイだった人はわかると思うけど、テーゼ、アンチテーゼ、ジンテーゼというあれですね。昔、「止揚」って、何だかわかんなかった。要するにこっちにひっぱるものと、あっちにひっぱるものがあって、どうすんだよ、と。どっちかって簡単に考えないで、しばらく我慢していると、新しい解が出てくる。これが弁証法っていうやつだって言うんです。

でも、人間の頭っていうのは、常にこうなんだよ。「あの女、いい女だなー」って思ってね、「でも難しいだろうなー」っていう思いもある。それで、脳は「よし、ああしよう！」とパッとひらめいたりして——でもだいたい失敗する。矛盾に耐えないと頭は鍛えられません。より大きな矛盾に耐えながら、新しい解決法を見出していくという意味で、ハルトマンはそれを承知で、〝ジンセシス〟と言ったんだと思います。

今「統合」って言いました。話は「統合失調症」から始まったんでした。だから、私はこの話は、今日はここまでにしますけれども、「統合失調症と言うなら、せめてこの位のことは言えよ」と思ってます。「お前何を統合するんだよ？　何の統合ができなくなっているんだ？」と言いたい。ここまではある意味では、古典、古典って言っちゃ何だけど、二〇世紀精神医学の一番上等なものをちゃんと学んでいれば、ここまでは来る。

再度ハルトマンの「自我」

まあ最後に言うならば、こういった実現装置としての「自我」というものが使用可能に、使えるように回復するのが、看護であり、治療であり、リハビリテーションなんだということ。それは、あくまでも運動的なものである。行為の〝アビリティー〟を回復することである。

補足すれば、こういう行為を組み立てる訓練は「行動療法」と同じか、という問いが出てきます。行動療法とか、行動主義心理学というのは、スキナーなんかの、要するに条件反射的なね、子供を育てるときに、「スキナー・ボックス」に入れる式の行動心理学というのがあって、一時非常に隆盛を誇ったんだけれど、えらくその訓練主義というか、押しつけ主義というか、ネオコンが好きそうなしろものです。そういう意味で私は行動療法的なのは好きじゃありません。

もし、自我という言葉をお前が使うならば、自我というのはどういう機能を持っているものかを、いったんは定言しなくてはならない。

外部世界の制約条件と内部世界から生まれてくる衝動的なもの、それをうまく統合して、調和的な適応的な行動を組み立てる機能を持っているもの、それが自我だよ、というのがハルトマンまでの完成です。それで、ことのついでにその働きをしている装置が、実体的に脳の中にあるんじゃなかろうか？　と考えた。「なかろうか？」まででハルトマンは死んだんです。その先へは行けなかった。結論だけ言っちゃえば、前頭前野、ワーキング・メモリーだとか、中枢実行系とかいうもののことです。それは第三回講義でも話しましたが、またあらためて。

ハルトマンは「自我」をこう定義したという話で、私がそれを全部信じている訳じゃありません。ただ言えることは、衝動由来の欲望の存在は否定できないし、それを何らかの行為に変換して実現しないと生きていけないということも否定できない。そういう文脈の中で「自我」とは何かを、主としてその機能を中心に考えるとこういう話になる、ということです。自我が分裂するとか、自我があるとかないとか、ややこしい話ではありません。生物として生きるための機能です。

作業療法の有効性

それと、行動療法[2]というのはあんまり好きではありませんが、一九世紀に、早発性痴呆（精神分裂病）という病名が発明されて、そういう患者がたくさん「発見」されて、どんどん収容されだした。えらい悲惨なことになって、薬もない、通電療法もまだない。それでも治療をしていた、ヨーロッパの先輩たちは。何が一番有効性があったかと言えば、「作業療法」なんです。その作業療法を担ったのは、当時のナースです。多くの場合、男性のナースです。薬もない、あってもモルヒネくらい。それでやっぱり保護室に入っちゃって出られなくなっちゃって、どうしようという悪戦苦闘があった。

私は彼らのやっていたことを、そんなに今の段階で全面的に誉め称える気はないけれども、でもやっぱりずいぶん一生懸命やっていた。そういう古い記録は、そろそろ消えかかっていっちゃってるけど、事実は数多くありました。日本で言えば、そういうどうにもならない人を、自分の家に連れて行って農作業を手伝わせた。今から三〇年くらい前までは、農繁期になったら地方の療養所のナースはみんな田圃《たんぼ》へ戻っちゃったんです。田植えと稲刈りのときには帰農する。ことのついでに患者も連れて行っちゃって、「一緒にやってよ」とか言って、それをやるとえらく病状がよくなっちゃった。

戦前そして戦後においても向精神薬の登場の前に、多くの精神病院で、保護室の中から自分の家の田植えに連れて行ったり、稲刈りに連れて行ったりすると、どうも変わったんだ、どうしてなのかは分からないけれども、治ったんだ、という証言がいっぱいありました。今やそういうことを語る人たちは亡くなっていますから、なかなか聞くことはできませんが。私たちはそういう作業療法がなぜ効くかということを、もう一回考えてみる必要があると思います。

「自我の訓練をしたんだよ」と言っちゃえばつまらない話になるだけです。一体、脳のどこら辺を働かせたのか？　もう、二一世紀だから、この話が薬はどこに効くか、なんてことにもつながっていかないとまずいでしょう。

忘れられていた記録

「作業療法」というものが何故有効だったのか。これは、すべての精神科医が一度振り返って考え直す必要のあることです。一九世紀末から二〇世紀初頭にかけて、痙攣療法もない時代に、今で言うかなり重症の緊張病の人たち、私たちが今診たらこれはやっぱり通電療法した方がいいんじゃないの、と言いたくなるような人たちが、一年や二年、もうちょっとくらいで回復している、そういう記録があります。

これらの回復がどうやって得られたのかといえば、他に方法がないのだから作業療法以外には考えられない。日本でも戦前の古い記録には男性看護師たちが非常に献身的に作業療法をやった事実が、例えば大阪府立中宮病院（現・大阪府立精神医療センター）の記録資料に残っております。それがこの『長山泰政先生著作集』[3]です。

ずっと前に死んだ人ですけれども、長山泰政さんという人が戦前、分裂病の患者さんの作業療法というものを非常に徹底的にやり抜いて、その記録を後の人が検証した本なんですね。

第七回講義　取り憑かれるということ

「強迫神経症」？

前回、行動・行為の異常の話の後で、「強迫行為というのは、どうするんだい？」という質問が出ました。患者さんで、何度も何度も同じことを、自分でもやめたいんだけどやめられないという人がいる。それにどう対応するか、ということ。

強迫行為は行為としては行為だから、一回だろうが一〇回だろうが、やればそれはそれで気が済む。行為として発散されているという意味では、エネルギーはスゥーッと下がります。

だけど、「なんであんなに繰り返すのか？」「もともとのエネルギーは何なのか？」その二つの問いが残ります。強迫傾向の強い人というのは、けっこう攻撃的な人です。強迫神経症の人って必ず几帳面です。本物の強迫神経症の人は、とにかく机の中なんかピチーッと揃っていて、えんぴつは一〇本とも磨き削られていて、キチッとなっていないと気が済まない。近頃あやふやなヤツもいるけど。あやふやなのは、本物の強迫神経症じゃない。本物なら、非常にきちんと几帳面に秩序正しく、自分の周りを整えていないと気がすまない。それで、ある意味では非常に支配欲の強い人です。そういうかたちで自分の秩序に合わせないと気が済まない。だから、強迫神経症者っていうのは、ある場合には非常な暴君です。家の中の暴君。ちょっとでも持ち物を動かしでもしたら、お母さんに、火がついたように怒る。

OCD

まず言葉の意味から話します。「強迫」という言葉、よくOCD（obsessive-compulsive disorder）と今の若い先生たちは言いますね。

まず、〝obsession〟というのは、どういう意味か。普通の英語で〝obsession〟と言いますと、取り憑くことです。〝obsessed〟という動詞の過去形になると、「取り憑かれている」ということですね。だから翻訳は、「取り憑かれている」か、あるいは、昔の精神医学用語で言うと、「偏執（へんしゅう、へんしつ）」とかいうふうにもなる。

これが「情熱」とも訳されることがあります。『An Indecent Obsession』（Harper & Row, 1981）という、オーストラリアの女流作家（Colleen McCullough）が書いた小説があるけれど、〝indecent〟というのは、「下品な」とか「上品でない」という意味で、「ちょっと下品な情熱」という訳になると思う。戦争による精神病を素材としたとても面白い小説です。

そういうような昔からある、「取り憑かれている」とか、「偏執」、一つのものばかりに狂信的にこだわる、というようなものが、〝obsession〟ですね。

反復強迫

〝compulsive〟というのは、これには「強制的」の意味があります。〝compulsory admission〟は「強制入院」です。〝obsessive-compulsive〟と形容詞形で使うと、これは「反復強迫」という訳語になります。この「反復強迫」、「強迫行為」とか「強迫観念」というものの特徴は何かと言えば、「反復する」、「繰り返し」である。「強迫」というのは、やめたくてもやめられないということ。繰り返してやったり、考えたり、やめようと思っても、やめられない。「意志の力でコントロールできない」と、精神医学教科書的には習うわけです。

何が反復しているのか。常に繰り返し繰り返し同じことをやる。「確認強迫」もそうです。家を出て駅まで行ったんだけど、戸を閉めて鍵かけたかどうか気になって戻ってしまう。確かにかかっていたので駅まで来たが、やっぱり気になって……というやつ。軽いのは誰にでもあります。病的になると、何回も何回も繰り返す。

この繰り返しの説明として、そういう行為を促すような力が湧き上がってくる、その増減が繰り返しているのか。何か衝動的なものがあがってくる、これが繰り返し行為に出るのか。フッと来て止まる、フッと来て止まる。つまり衝動的なものが波のように引いては寄せ、引いては寄せるから反復になるのか。

それとも、湧いてくるものを抑える力が働いていて、常に力のぶつかり合いがあるために、繰り返さざるをえないのか。あるときは衝動由来のものが勝ち、あるときは鎮《しず》められる、という繰り返しかもしれない。力と力が拮抗《きっこう》すれば、そこに反復的現象が出現するのは時計の振り子などの振動現象ではよく見られることで、それと類似のことなのか？　ちょっと考えてみる必要があります。

憑依

この〝obsession〟とか、「取り憑かれている」という状態は、「憑依」ということと非常に関係があります。〝obsessed〟というのは、「憑依した」、「何かに取り憑かれている」という意味になります。

これは文化的には宗教に出て来る現象です。シャーマンとか、巫女《みこ》さんとか、ああいう人たちが何ものか、つまり霊に〝obsess〟される。霊にはいろんな霊があります。いい霊もあれば、怖い霊もある。森の霊とか先祖の霊とかが取り憑いて、あるいは鹿の霊が取り憑いて鹿になっちゃうとか、そういう話は世界中にいっぱいあります。沖縄では、今でも伝統的な制度（カミダーリー）が残っている。

どういうところで使われるかと言うと、儀式です。何かを鎮める、悪霊を鎮めて豊作にしてもらう、あるいは悪霊を鎮めて疫病を止めてもらう、そういうまじないとか儀式の場面で文化的にこの「憑依現象」が起きてくる。ここでもすごく荒々しい力というのがあって、それが悪さをしている。それに「ひとつ勘弁してください」と言って鎮める。「鎮魂」つまり魂を鎮める。我々精神科が年中やっているのは「鎮静」です。悪霊を鎮める儀式の場面で、この取り憑かれ状態というのは出てくる。これらはですね、病気としては「憑依妄想」という病的現象になるんだけれども、文化的に言えば病気というより、社会的文脈の中では意味があって、人類の精神生活にとっては必要なものとして、歴史的にはずっとあった現象です。

何が共通しているのか。ＯＣＤの場合には、何か自分では制御できない、制御しきれないものが湧いてくる。それにしたがって、やる。やるんだけど、どうもそれが一回では終わらない。意志の力でコントロールできないというのが、これらの現象に共通な現象です。

コントロールできないもの

「意志の力でコントロールできない」。これは一体何だろうか。「意志の力」というこの表現をちょっとどこかにしまっておいてください。

そもそも、コントロールできっこないものというのが、どこか人間の体の中から生まれます。つまりそれをうまくコントロールすることが必要だけど、発生そのものはコントロールできない。発生してくるもの、体の中で生まれてくるもので、それが生まれてこなかったら死んじゃうよ、というのがあるわけで、これがまさにこの前からお話ししている「衝動的なもの」リビドーとアグレッション、そういう生命の源みたいなエネルギーです。

そこまで話がいかなくても、たとえば「便意」というものがあります。「うんこしたいよー」と、これが起きると、この発生を抑えようとしたら大変なことになります。いてもたってもいられなくなります。仮に私が今、うんこしたくなったら、その辺で飛びまわって、「先生何してるんだ?」と、こういう話になる。だけど、この「便意」というものは、どうしたって起きるものなんです。「どうしたって起きる」ということ自体は、意志の力でコントロールできない。できません。できるものならやってみろ。

「うんこしたくならないようにしましょう」というのは、できっこないことです。だけど、それを制御することはできますね。制御というか、赤ん坊はだんだんできるようになるわけだ、三歳か四歳になると。「うんち、便所に行ってする」って言ってやる。これがまさにそうですね。これがだから、トイレット・トレーニングと関係があるという説はまさに当たっているわけで、しかし、「この発生を止めましょう」「止めちゃいましょう」ということになることがあるんですね。

この強迫症状というのは、必ず何らかの恐怖をともなっています。強迫と恐怖はお友達だ、と。これは公式みたいなものです。恐怖というのは、この前からお話ししているように、〝アグレッション〟（攻撃衝動）の変容したものである。いちばんあるのが「不潔恐怖」でしょう？　不潔恐怖ってよくありますね。綺麗にしないと気がすまない。ひどい場合には、我々が知っている例では、体を綺麗にして、綺麗にして、綺麗にして……、皮脂も垢《あか》もすっかり完璧に綺麗にしてしまって、そこにバイ菌がついて、傷だらけになって、そしておできだらけになって死んじゃう……。抗生物質がないときは死んじゃった。

ああいう不潔恐怖、何を怖がっているのかということです。人間が怖がるものというか、怖がるものというのはいくつかあるんだけど、いちばん典型的なのが虫です[1]。昆虫、無数の虫、ものすごくたくさん集まった虫。ちっちゃくて、数が多くて、ワァーッと集まっているやつ。蝗害《こうがい》ってありますね。あれはイナゴじゃなくて、トノサマバッタなんだそうです。トノサマバッタが飢えるとああやって人相の悪い獰猛《どうもう》な蝗になって、空を覆って襲ってきて、アフリカあたりでは一村全部を食い尽くすという話です。無数の虫、無数の昆虫というのは、非常に人類にとって怖いものです。これはどこからともなく湧いてくる。

だから、このたくさんの虫の恐怖というのを、我々はよく見ます。病気のとき、アル中の振戦譫妄のときに、天井中が虫だらけになる。一面全部が蛭《ひる》だとかムカデになって、ビヤーッと落っこってくる。数限りもない虫がこの床に蠢《うごめ》いている。

振戦譫妄の患者は、すごく怖がっています。恐怖の固まりになっている。だから、危ないんですが。アル中と恐怖ってのも友達です。お酒飲んだ状態、酔っぱらった状態というのは、わりと恐怖感が強まっている状態なんです。だから、アルコール精神病で、追いかけられ包囲されて、「殺されるー！」って言って、それが逆襲に転じて、人を殺しちゃうというのがある。あれはものすごく恐怖感が強い。

迫害され包囲される恐怖、逃げ場のない恐怖、ベッドの周り中に虫がたくさんいっぺんに集まって来て怖いよ、と似たようなところもあります。

バイ菌が怖い

現代では何ですか？　皆さんがいちばん怖がっているものは何ですか？　そう、ウイルス、バイ菌ですね。子ども同士でいじめるときに、「バイ菌！」って言っていじめるんです、今は。バイ菌呼ばわりされると、いじめが開始される。私らの頃は「えんがちょ」って言ったもんです。「えんがちょ」なんて知らないでしょ、今の若い人は。

これを食らうのはだいたい嫌な奴なんですよ、小学校でも勉強できてね、インテリ風の奴が狙われる。そいつに犬の糞なんかを持ってきてね、くっつける。それで「えんがちょ」って言う。仲間も「えんがちょ」って言って、こいつを孤立させるわけ。それで、「えんがちょ」「えんがちょ」って言われて、こいつは村八分にされちゃうんです。汚いものがついた奴だから。キッタネーから。つまり、「この野郎、学校の先生におべっかばっかり使ってキッタネー野郎だ」っていう、そういう含意がある、この行為には。

ただし昔は、それをちゃんと切る儀式があって、「えんがちょ切った！」って指で作った輪を切るしぐさをすると、その罪はのがれられたわけ。ところが今は「バイ菌」だから、バイ菌を殺すところまでいっちゃうんです。だから、いかにこの不潔恐怖というのがけっこうおっかないものかということで、これからもっとおっかない話になります。

どんどんどんどんそういうものが増えていく。イナゴだってたしかに突然増える。突然増えるし、始末に負えない。バイ菌も一晩、冷蔵庫から出しておくと、いっぱい広がって嫌だ。だけど、実際の虫やバイ菌そのものは、じっと我慢していればそのうち消えるし、たいしたことないって言ったら、たいしたことない。バイ菌で人類全部は死なない。むしろ何で死ぬかって言うと、こういう恐怖心を想像力で高めていっちゃうからで、イマジネーションを働かせて、恐怖が恐怖をよぶ。「大変だよ、SARS《サーズ》（重症急性呼吸器症候群）が来るよ！」と、これだけでパニックが起こる。

パニックも恐怖の友達です。「大変だよ、SARSが来るよ！」、そして「もう空港閉鎖しろ！」「あやしい奴は隔離しろ！」とね。つまり、重要なのは、ここで恐怖というのは、想像力（イマジネーション）と一緒になると、うわぁーっと広がる、そういうもんだということです。

憑かれてるから疲れない

この「強迫行為をどうするんだ」ということにたいして、スパッとした回答は出せないんですが、無理に考えてみます。同じことを繰り返し繰り返しやっている人、強迫儀式といいますが、ときどき家庭の奥さんなんかでもあるけれども、綺麗綺麗にしないと気が済まなくてやめられなくなっちゃう。わかってるんだけどやめられない、もう一回やる。何回も何回もやらざるをえないという、あの強迫行為というのは、それほどは私はエネルギーを使っていないと思います。行為として発散されちゃうけど、精神的に集中して意識的に考え抜くというような意味での精神的なエネルギーは使ってない。だから、あんまり疲れない。

なんで疲れないかって言うと、あれをやっているとき、たとえばですね、「この鍵を閉めたかなぁ?」と、「閉めたよ」って、「だけど閉めたかなぁ?」と、こうやるわけでしょ、何回も何回も。

何回もやるんだけど、やっている当人は、このことに注意を払っていないし、集中していないんです。うわの空でやっているんです、実は。頭のなかでしっかりと「確認したぞ!もういいな」ってやってないんです。どこかスゥッと注意の焦点がずれているんです。ずれてる……うまく言えないんだけど。普通の行為は、よく電車の運転士さんが「よしっ!」、「出発進行!」ってやるみたいに、「検査終了!」ってやればね、一発で済むはずなんだけど。どうも強迫行為をやっている人っていうのは、そういうふうな意識がないみたいです。

大事なことだから、しっかり集中して……、やらないんです。意識がスリップしているようなところがあるんです。だからかぎりなく続けられる。いつまでも無限に続けられる。肝心なしっかりした確認はできていない。

つまりどういうことかと言うと、怖さに駆られて直視していない。そもそもがうわの空でやっているようなところがある。怖いことを怖いこととして、自分が怖がっていることとしてしっかり見つめていないんです。怖いから目をそらしている。バイ菌からも目をそらす。怖いから恐怖の対象を直視していない。それがパラドックスを生んでいるんだと思います。

恐怖の直視と想像力

なぜなら、もしも我々が何か怖いことを思いついちゃったとする。現実に「俺、癌かもしれねぇ」って、何かの根拠をもって。「まいったなぁ。癌だったらどうしよう」と。「癌怖いなぁ」と。それでもしも癌なら死んじゃうわけだから、どういうふうに考えるかというと、まぁ一晩眠れないかもしれないけれど、「もしも、癌であるならば……」と考えるわけです。「もしも、私が死んだったら」と、なるべくありありとした形で想像力を生かして、「さて、本当に俺は死ぬんだろうか？」と、「死ぬとしたらいつ頃死ぬか？」と。「そういうときには延命というやつをやるのか、やらないのか？」。「そうすると、それまでにやっておかなきゃいけないことがちょっとあるから、ちゃんとやりましょう」っていう具合になる。

その恐怖に由来する自分の変化、その恐怖心に麻痺させられていないで、むしろ逆手にとって、「もし俺が死ぬということはどういうことだろうか？」と考えていかないかぎりは、恐怖に呑み込まれる。本当に怖いことであるならば、「もしそうなったらどうしよう？」とありありとそのことを想像し、対策を立てれば、それでおしまいです。

それでも起きたらどうするか？　それこそまさに、できるかぎり想像力を生かしてですね、ああなってこうなってああやって、それで最後は、ああそうか、最後は、私が医者だからかもしれないけど、末期癌になったらX先生に安楽死させてもらおう、とか。Xは逃げるだろうから、Y先生に頼めばやってくれるだろう、とかですね。そういうことを一生懸命考えて、そうやって対策をちゃんと立てるわけです。遺言状もちゃんと書く。そのあとはもうくたびれてね、現実的に考えることはくたびれるから、「あとは天にまかせましょう」と、こういうことになる。恐怖心なんかにさらされて、あっちだこっちだということはないんですね。それを「人事を尽くして天命を待つ」と言います。

それが想像力。そういうふうに建設的な方向、建設的って言ったって、どうせ死ぬんだからあんまり建設的じゃないけど。自分にとって不幸なことが起こるかもしれない。自分が望んでいないことが起こるかもしれない。もし、起こるとしたら、何が起こるだろうか、というふうに考えるのが想像力の使い方です。

逆転する想像力

ところが、強迫状態の人というのは、想像力が恐怖にのっとられている。まさに"obsessed"で、そうすると想像力というものは、いろんなものをどんどん膨らし粉みたいに膨らませますから、恐怖はどんどん増大していきます。「きゃー、エイズで日本が滅びるー！」「どうしよう？」。

これは一つの考え方なんですが、この「不潔恐怖」の人たちはちっともその想像力を使ってくれない。非常に何か逆説的な、想像力が逆転しちゃっている。本来の用途として使えていない。

想像力の産物、恐怖にのっとられた歪んだ想像力によって生み出された不潔、その不潔というものはあらゆるものを汚染するんです。強迫神経症の人にとっての不潔というのは、ただの不潔じゃない。世界中を汚染する。彼を取り巻く全世界を汚染しちゃうんです。

私も昔、ひどい強迫神経症に付き合わされた。まだ一〇代の少年だったけど、最後はだいぶよくなって、たぶんあの人、大学に入ったんじゃないかなと思うけど。その男はレコード好きで、まだ十四、五歳だったけどビートルズなんか全部最初から持っていた。それからクラシックのコレクション、すごかった。それで最後、彼、二〇歳くらいになっていたかな、カール・ベームが来たときに、ベルリン・フィルだったかな、私を招待してくれました。

「先生、一緒に行きましょう」なんて言って。だからもうそのときはすっかりよくなってたんだろうと思います。まだ相当、堅っ苦しかったけれど、たぶんあの危機は抜けたんだと思う。

彼がこういうこと言っていましたね。「お前の嫌いなものなんだ？　嫌いなもの言ってみろ」と訊くと、いっぱいあげてくれたんだけど、たとえば「粉だ」って言うんですね。「なんで怖いんだ？　粉なんて」って思うでしょ。とにかく粉があると、強迫神経症だから身ぶりなんてしませんよ、スラッとした顔してさ、表情も出さずに、「嫌なんです」「粉があると全部汚れちゃうんです」って。「なんだ？　考えることも汚れちゃうのか？」って訊くと、「そうです」ってね。頭がいいからね、そういう言い方、通じるんです。「ああ、君の考えることも汚染されちゃうのね」ってね。それで、「それがどんどんどんどん汚染していくんでしょ？」って言ったら、「そうだ」と。そのうち、それが始まっちゃうと、全世界、彼の関わるすべてのものが汚染されてしまって、「イィィーーーッ！」となる。

「そもそもなんで粉なんだ？」と、まぁそれも治療の一環でやったんだけれど、ふたりで探求してみたんですね。何のことはなくて、彼が粉を嫌いなのは、レコードが汚れるからだったんだ。高いレコード、LPレコードっていうのがあって、当時のLPっていうのは粉が大敵なのよ、たしかに。そのために、静電気で綺麗に拭くようなものがあとで発明されたけれども。LPの高い頃っていうのは、たしかに粉が上から降ってきたら、「ぎゃあーっ！」というくらい粉が怖い、というのはわかった。だから、それ自体は、元があるんだよ、彼にとっては。その次には、その粉ということをイメージしただけでもって、その汚染が始まっちゃう。そうすると意志の麻痺が起きちゃう。そうすると何もできなくなっちゃう。それはそうでしょう。恐怖っていうのは、意志を奪いますから。

「あれをイメージしたらもう止まらない」

彼が私とふたりで話し合っていて、それが一体何なのかってついにわかんなかったんだけど、数十年経ってから、私がある人に話していたら、「ああ、それはこういうもんですよ」って言われたものがあります。

「あれは嫌だ」って。「なんなんだ?」って言ったら、「とにかくあれは嫌なんだ」って。「どんなものか言ってみろ」って言っても、言わないし言えない。言っただけでそのイメージが破壊的な作用を始めるから、それだけは勘弁してくれ。遂に、「トラックに積んだ白いもんだ」って言うんです。「白いもんってどんなもんだ?」と。「なんかこうつぶつぶしてね」、「豆腐みたいなものか?」、「いや、そうじゃない」、「おからって知ってるか?」って。「知ってるよ。でも違うんだ……」。それで、一生懸命一皮ずつ剝いていったらですね、そのときはついにわかんなかったんだけど、なんか白いつぶつぶでおからそっくりなもので、それがものすごく臭いものなんだそうだ。「あれをイメージしたらもう止まんない」って言っている。止まらないのはそのイメージによる汚染と、それを防ぐための儀式的強迫行為です。

その治療ははるか昔の話だけど、一〇年くらい前かな、別の患者が「先生、あれだよ」って教えてくれた。やっぱり植物性のものでね、フスマかなんかを発酵させて、なんだか、たしかにそういうものがある、と。「あれは臭いよ、先生」って、その人が言っていたから、「じゃあ、存在するんだな。実在するんだ」って、「あいつの想像力の産物じゃなかった」ってわかったことがあります。汚いでしょ、臭いでしょ、それでそういうもの全部嫌いなのよ。

だから、この人の場合ははっきりしたんだけど、いわば汚いもの、彼が嫌っているものは、ぐにゃぐにゃしたもので、「お前嫌いなもの言ってみろ」、「ぐにゃぐにゃしたもので、つかまえどころがなくて、匂いの臭いものだろう?」と。温かみとか、曖昧なものだとか、匂いのあるものだとか、手触りの悪いものだとか、ふにゃふにゃしたものだとか、ドロドロしたものだとか、ごちゃごちゃしたもの、そういうもの一切合切、彼は嫌なわけです。そういうものがない世界に行きたい。

「死は怖いか?」って言ったら、「死は、まぁ怖いけど」って。「死骸はどうだ?」って訊いたら、「嫌だ」って言った。「腐っていく」って。「腐ってぐじゃぐじゃになるもんな。糸引いたりするもんな」って俺も意地が悪いから、そういうことを言う。すると「嫌だ嫌だ嫌だ、死骸は」って。「じゃあ、骨はどうだ？」って「カラカラに乾いた骨はいかが？」って言ったら、「嫌でもない」って言うんだよね。「その辺に人の骨が転がっているのはどうだい？」って言ったら、「嫌でもない」ってね。つまり彼は、そのドロドロしたりふにゃふにゃしたり、およそ人間的なそういうものが全部嫌いなの。

彼の世界っていうのは、「死んだ世界」だよ。「死後の世界」。死後の世界で、骨だけで、それが砂漠の太陽に照らされている、荒涼たる風景なわけです、彼の心の中っていうのは。つまり、ごちゃごちゃして整理のつかないもの、計算できないものですね、計算できないと予測できない。これがすべて姿を消すわけだ。コールド・アンド・ドライ、冷たくて乾いた世界が大好き。恐ろしい青年です、それがそうなら。それが本体ならね。だけど、彼はそうじゃないんですよ、本当は。本当はそうじゃないから、病気になっちゃったんだけど。そのままそっちへ行けば、凶悪になったり、独裁者になったりするわけですが。

不潔恐怖の奴には便所掃除をさせろ

それで、V・E・フランクル[2]という人がいます。アウシュビッツを生き延びた精神科医で、『夜と霧』[3]というのを書いた。俺たちの若い頃、フランクルの本を読んで精神科医になったという奴がけっこういました。ずいぶんお人好しだと思うけど。

私、あのおっさんちょっと見たことあるんです。会ったというより見たことがあるんだな。お茶の水の東京医科歯科大学の精神科の講堂に来たんだよ。あの頃のあの一派はすごい優勢でさ、宮本忠雄とか島崎敏樹とかさ、「現存在分析」とか言っちゃってさ、何言ってんだか理屈はぜんぜんわかんないんだけど。フランクルのおじさんはなかなかいいおっさんでしたよ。百姓爺みたいなね。今でも覚えているけど、ドイツ語なんてわかんないけど、そのときに彼が言っていたのは、「絶望するというのはね、過去がもう取り返せないと思うからだ」と。過去を取り返せないと思うから、人は絶望するんだよって。ハイデガーもそんなことを言っているけど。

じゃあ、どう考えたらいいのかと、彼は身ぶりを入れたんだけど、それが面白くてさ。籠を背負ってるんだ。ドイツの百姓もああいう背負《しょ》い籠みたいなのを背負《しょ》うのかね？　ポイポイッって背負った籠に前にあるものを拾っては投げ入れていくんです。つまり、「記憶というものはこういうものだ。過去はちゃんとお前の背負い籠の中に入っている、ちゃんと収穫しているんだよと言えばそれでいいんだ」とね。「ああ、なるほどな」って、私もまだ二〇歳かそれくらい、学部入っていたから二十二、三かな？　「へぇ、なるほどね」って思いました。その身ぶりだけ覚えていて、「なかなかいいおっさんやな」と思いました。今、フランクルの評価っていうのは、いろいろわかれていて、「あんなこと言っているけど、やっぱりあいつは医者で、要領がよかったから助かったんだ」とか、悪口を言う人がまた出てきているから、評価なんていうのはどうでもいいんだけど、私は、見た目がどうも「よさそうな人なんじゃないの？」と思いました。

そのフランクルというおっさんが、この強迫行為をどうやって治すかっていうんで、「逆説志向的なアプローチ」っていうことを言ったのよ。〝paradoxical intention〟というものです。簡単に言うと、不潔恐怖の奴には便所掃除をさせろ、ということです。するとどういうことが起こるか。本物の汚物を掃除してもらうわけですから、本物である、ホンマもんである。言い換えればリアリティーである。ということは必ず限界がある。お便所掃除してきれいにすれば、それでおしまいになる。体も疲れる。「綺麗にやるんだぞ！」と側で見張って蹴飛ばしてやれば、なおいい。「なんだ、残ってんじゃないか！」、「お前汚いもの嫌いなんだろ？　ちゃんと拭けよ！」って。「もう勘弁してください」って言うに決まってます。彼らはそういうことをやっていないから。儀式的な確認なんかはやっても、絶対に自分では解決しようとしない。なんか嫌なことがあると、おっ母さんにやらせる。それでいて「僕が決めておいたことやぶったぁ！」って言って暴れる。それがこんなもんで終了するというんだから、やってみる価値はありそうです。私は実行したことはありません。

現実的な行為で代替

あるいは、ベッドメイキングを自分でやらせるというのもある。そういう儀式的な強迫行為を止めない奴に、ベッドメイキングを自分で「こうやってやれ！」って言って、「なんだその皺《しわ》は！　もっとまっすぐにしろ！」って。

たとえばそういうことをやらせるというのは、いわゆる行動療法的なことだけど――私は行動療法の信者じゃなくて、大嫌いなんだけど――それは有効だと思いますね。だけど、それはこっちが相当手間がかかる。手間よりも気力がね、大変です。この前紹介した、保護室から出られない奴をあらかじめ準備して出していくのは、とっても大変なことだったとお話ししましたけど。いったん決めたら徹底的にやらせる、ということは、こちらのやり抜く気力を要求します。

病気が治りたいなら、これをやれ、というふうな一種の鍛錬みたいなことになる。こういう強迫的になる人っていうのは、実際にはちっともしつけがされていない。ちゃんとやる訓練受けていないから、けっこう大変。

そういう考え方は――つまり不毛な強迫行為を現実的な行為で代替する、取り替えるという方法は――あると思います。だからフランクルの言った「逆説志向」というのは、いわばそういうことです。彼はきっと意地が悪いので、特に「汚いことをやらせろ！」と。「かなり成功した」って言ってましたが。

ヒットラー

「死」とか「バイ菌」とか、「不潔恐怖」とか、こういうのでいちばんおっかないことが起きたのが、「意志の力」。もう一回強迫神経症のことに戻ります。衝動的なものというのは、生きているかぎりは、どうしたって湧いてくるもんなんです。湧いてくるものを禁止したり、ストップすることはできない。それは必ず反逆する力として上がってくる。これを抑えようとして叩く、この繰り返し。この繰り返しが強迫行為になっている。あるいは、強迫観念になっていく。本来なら、こういう上がってくるものが自然のものであって、これを使って人間は上手に生きていくんだよ、ということが身についている。もともと、出物腫れ物であって（後でおならの話もちょっとしますが）、そういうものが起きてくることがいけないんだ、というのは間違い。

だから、さっきの青年はですね、カラカラの骨、ドライ・ボーンが好きだと白状しちゃったわけだから、彼は放っておけば、そっちへ行く、質《たち》が悪ければ。つまり〝necrophilia〟（死体愛好）、「死を愛好する人」というのが、そこに出現する可能性がある。そして、それをやってくれた奴がいるわけです。「意志の力」というのは、ナチ党に乗っ取られたベルリン・オリンピック大会のスローガンでした。

ヒットラーという男はどういう男だったかというと、バイ菌が怖くて怖くてしょうがない奴だった。[4] 当時、梅毒が猖獗《しょうけつ》を極めていましたね。一九二〇年代のウィーンなんていうのは退廃していて、性風俗についても表向きは謹厳で一皮むけばかなり乱れていた。[5] エゴン・シーレという画家、日本の若い女性たちには人気があって、俺も嫌いじゃないけど、あれを見るとやっぱり相当な退廃です。つまり、あの絵が退廃しているというんじゃなくて、彼が提示しているウィーンの精神生活というか、エロティックな世界、「これは相当なもんだな」と思わせる絵です。そこで放浪していたわけでしょ、ヒットラーという人は。当然、何が怖いって言ったら、梅毒が怖いわけです。今の我々には想像もつかないことだけど、梅毒っていうのは、「脳梅[6]になって廃人になる」ということで恐怖の対象だった。最後には精神が崩壊する、しかもうつる、と。それで、血を汚すっていうわけです。彼の中には強い梅毒恐怖があって、梅毒メタファー、それをユダヤ人に向けた。ユダヤ人と通婚することによって、その子孫の血を汚す、と。奴らはバイ菌であり、血を汚すものであるから。

それでなんと、あいつがアウシュビッツで使った毒ガスは、ファルベンっていう会社が作っていた殺虫剤です。たくさんの虫をいっぺんに殺す力のある殺虫剤から抽出したチクロンガスで、奴は六〇〇万人も殺しました。もっとおかしいのは、あの人、ユダヤ人の血がどこかで入っている。どうもそうらしい。誰かが言った。ずいぶん勇気があるね、誰が言ったかは知りませんけど。「そうじゃありませんか？」と。そしたら「そうだよ」と。「その可能性がある。だから恐ろしいんだ」と。「どこかでユダヤ人の血が入ったから、俺はときどき頭が痛くなる。手が震えたりする。こういうことになるから恐ろしいんだ」と言った、と。そこまでいくとね……。そういう純血、アーリア人の純血というものを守るために、そういう危険なバイ菌は、ぜーんぶ片づけちゃいましょう、となりました。

困ったお母ちゃん

つまり、この強迫行為とか強迫神経症になっていく、こういう「意志の力」、つまり「支配への情熱」というもの、これはかなりのくせものですよ、ということです。支配欲というのが――もちろんこれは攻撃衝動の変化したものですが――「支配したい」、「支配できない」という矛盾を生む。

支配したいんだけど、支配できないのは怖い。愛されたいのに愛されないのは怖い。目立ちたいのに目立てないのは怖いことです。全部この欲望、何かの欲望というのは、その裏側にそれが満たされないときの恐怖に裏打ちされています。たとえば我々の患者さんのお母さんなんかを見るとき、困ったお母ちゃんっていうのは、これです。

分裂病はおっ母さんがつくっただなんて私は思ってません。ぜんぜん思ってないし、「母源病」だなんて、「アホか」って思ってる。「そんな簡単にいくかよ」って思ってます。分裂病のお母さんだって、とってもいいお母さんいますしね。このお母さんのおかげで、こいつ何とか生きているなっていうのだっていっぱいいる。一般的にそういうことを言うつもりはまったくありません。

我々は患者と付き合っていて、こいつは治りかけているか、治る方向に向いているか、まだそっちにも向いてねぇかって、そんなことぐらいしか考えてないんだけど。もう一つ考えているのは、それを邪魔しているファクターはないかな？　ということですね。せっかく成長しかけているのに、誰かが、何かが、あるいはある制度がそいつを邪魔してるんじゃないかな、と。そいつが見つかったら、「どけ！」と。お母ちゃんがその邪魔者だったりする。

重い患者を他の医者から引き継いだときによく経験するんですが、親が診察室へ一緒に入ってきます。最初から追い出すと、「まぁ、ひどい」と思うから、二、三回は付き合うけども、そのうち「なぁお前、一人でいいだろう？」と、「来れねぇのか？」って訊くと、「まだ来れない」って。「だけど、話は一人でいいじゃねえか」ってちっちゃい声で言うと、「うん」って言うから、「お母さんいいよ、もう来ないで。外で待ってて」って、そうするとちょっと睨《にら》んで出ていく。そこがうまくいく人は、どういうわけかよくなることが多い。一年も経つと見ちがえるほどになる。

ずぅーっと、おやじやおっ母さんがついてきてね、「どうなんでしょう？」って必ず訊く。「どうなんでしょう？」って、「知るかよ、そんなの」と言いたいところです。「どうなんでしょう？」っていうおふくろが、いちばんダメなおふくろだね、私に言わせれば。「どうなんでしょう？」っていうのが出たら、「ア、これはダメだ」と思う。「おっ母さん、もう来んな」って言いたいけど、角が立つから「たまには二人で来るのやめてみたら？」くらいにしておく。

予測不能でいいじゃねえか

「どうなんでしょう?」っていうのは、安心したいんだと思うんです。どうやって安心したいかと言うと、「先のことを教えてくれ」ということだと思う。そうすると俺は、「易者じゃねぇ」ってこう言うわけだ。つまり、未来というものはコントロールできないものでしょう? 未来というのは絶対コントロールできない。でも、それでも「人事を尽くして天命を待つ」とさっき言ったように、せっかく人間は予測能力だとか、想像力とかあるんだから、「こうなったらどうしようかな?」とか「ああなったらどうしようかな?」って考える。

未来を全部読みきっている人なんていません。次はどうなるかなんて、映画じゃないんだから。映画を二度観るんだったら、次はどうなるかわかるけれど、人生は一回だけだから、何があるかわからないというところに、面白みもあって生きているんだけど、あの母親たちは「次どうなるか教えろ」って言うんです。

だから、「どうなんでしょう?」って言う。「どうなんでしょう? って言ったって、どうにもなんないよ」って俺が言うと、「まぁ!」って言う。この頃はね、「どうなんでしょう?」っていうおふくろが来たら、すかさず言うんだよ、「どうなんでしょう、どうなんでしょうって言っているおふくろがついているかぎり、よくならねぇんだ」ってね。

つまり、子どもというのは、予測不能のものでしょう? いちばん、次に何やるかわかんないっていうのは、ガキです。目が離せないんだから。それを予測できるかたちにしちまおうとする。

SM道具で子どものしつけ

そういう支配力が、その支配の情熱というものの証拠があります。「シュレーバー症例」という有名なパラノイア（偏執病）がいて、この人はなんと州の判事だった。その分析をフロイトがやった。そのシュレーバー[7]のおとっつぁんというのが、とんでもない教育パパで、こういう（図）機械をいっぱい発明した。これを何に使うのか、写真がよくないんでわかんなかったんだけど、この子たちの胸にあてているんですね。お勉強するときに、前のめりの姿勢にならないよう、前をしっかりとめているんです。そのための機械①。これは移動式で、持って歩ける。やだねぇー。全部はよくわかんないんだけど、これは姿勢をよくするもの②。これも、姿勢だね③。本当にアーリア人らしい、これはナチよりも前の時代ですけれども、ドイツ人らしい[8]。

「正しい姿勢で子供を育てる。それが将来、子供の幸せになるんだ」と。これもよくわかんないよね、責め道具みたいな。SMみたいな。ひどいもんです。この帽子は頸椎《けいつい》を正しく保持するもの④。こういうものを使ってね——この頃のプロイセンという国は恐ろしい国でね——それで体操とかやらせていたわけです。

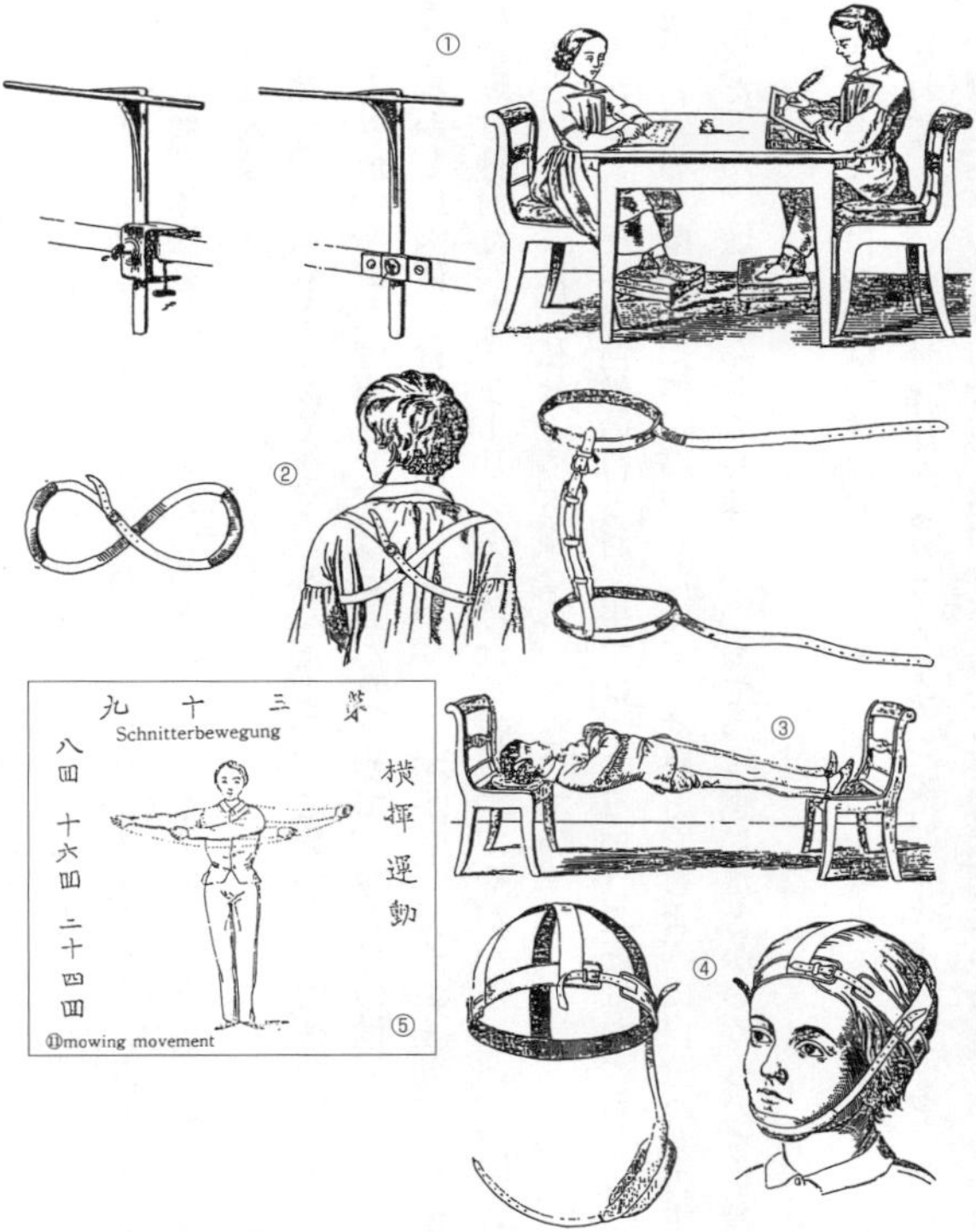

①〜④は『魂の殺害者』（モートン・シャッツマン・著、岸田秀・訳、草思社、1994年）より、⑤は『シュレーバーの心身に対する教育』（石橋武彦・著、山文社、1986年）より

この前の方に、何の意味かよくわかんなかったんだけど、こんな体操があるんです⑤。これは、よく読んだら、男の子が夢精をしないように、と。思春期の男の子っていうのは、何かの拍子で射精しちゃうんですよね、しっかりマスターベーションやらないと。それをふせぐためには体操をどうしたらいいかという、ご親切にというか、こういう世界、冗談じゃありませんよ。

だけど、日本もよく似てきているんだよ今、こいつらと。[9] 煙草吸っちゃいけない運動。いちばん禁煙で清潔な健康ランドはどこだ？　って、今までの世界で、禁煙と清潔と健康と優秀な輝かしい肉体を育てた国家は知っていますか？　ナチス・ドイツですよ。ナチスの国では禁煙は絶対だった。ゲーリングだけは葉巻吸ってやがったけど。だから今の日本の健康ブームというのには、私はとても嫌なものを感じています。

だから、支配への情熱の行き着く果ては、こういうことになっちゃうということですね。昆虫とかバイ菌が怖くて、殲滅《せんめつ》したくて、それと同じように自分たちの中から出てくる愛情欲求だとか、逆にこんちくしょう！　っていう感じだとかいうものを、殺しにかかる。

汚い考えを持ってはいけない

それで、この強迫神経症からパラノイアっていうルートがある。強迫神経症のひどいのは、分裂病への入り口です。強迫神経症から妄想状態にいたる道筋を一つだけ紹介します。

強迫神経症の人というのは、さっきから言っているように清潔じゃなきゃいけないんです、心の中が。心の中がクリーンでなければならないっていうのが、至上命令ですね。ということは、汚い考えを持っちゃいけないんです。

たとえば、これから紹介する人、この人死んじゃったの、このあいだ。俺よりちょっと若いんだけど。一生懸命治していたのに、メラノーマなんかになって、一年で死んじゃった。メラノーマで死ぬ寸前、死ぬってわかってたのに、まだ変なこと言ってたから、俺とうとう怒鳴っちゃったんだ。「お前死ぬのに、まだそんなこと言ってるのか！」って。それからしばらくして、来なくなって、「死にました」っていうニュースが入ったから、目覚めが悪いんだけどさ。最後の親切だと思ったからさ、「何いつまでも、つまんないこと言ってんだよ」「そんな馬鹿な考え抱いて死ぬな」とか言っちゃった。

この人はね、汚い考えを抱いてはならない人なの。反日本共産党系の左翼でした。一〇・二一っていうのがありました。一〇・二一っていうのは、学徒出陣の日で、その日に国際反戦デーというのがありました。それで、新宿騒乱事件というのがあって、火炎瓶投げたり、これはものすごい騒乱、市街戦になった。それで、奴はとっ捕まったわけだ。そういう人ですから、上品な顔をしているし、なかなかまじめだし、人道的でね。「権力はけしからん！」という清潔な人でした。

清潔な人だから、自分の心の中に、「朝鮮人」だとか、「びっこ」だとか、「めくら」だとか、そういう差別的な言葉が湧いてくることは絶対に許さないわけだ。だけど、彼はこんな言葉で人のことを考えてはいけないと思えば思うほど、向こうから足の悪い人が歩いてきたり、在日みたいな人が歩いてきたり、そういうときにかぎって現れるわけ。そうすると、まさか言葉では言わないけれども、「朝鮮人」とかね。「もっとひどいことを考える」と言うんです。「足の悪い奴を見たら、滑って転べばいいなんて、そう思うんだろう?」って訊くと、「どうしてわかる?」と。「それくらい俺だって思うからだ」って言うんだけど。「いや、そんなこと絶対、私がそんなことを思うはずがない」。「思うはずがない」って言ったって、だめなんだよ。そんなの思ってもならないんだよね。

汚いものが洩れちゃう

「してはならない」のならまだわかる。だけど、「思ってもいけない」んです。独裁国家ではこれはよく起こります。思想の粛清、頭の中まで監視されてうっかり「首領様のくそったれ」なんて思っただけでもそれを知られたら大変だ。金正日の国だってそうだと思うんです。「思ってもならない」から、「それは許されない罪だ」というのが第一次段階。ところが「思ってしまうんだ」って言う。「秘めなくてはならないのに、出てきちゃうんだ」、と。

そのうちに、「私が口に出すのもいまわしい、恥ずかしい、汚らわしい言葉を考えているということが、どうも知られている」、と言い出す。「みんなにわかっているんだ」、と。「その考えがみんなに伝わっている」。「だから私がそういうことを思うたびに、立派な紳士がじろっと見たりする」、と。「これは伝わっちゃってるんだなぁ」って思うようになる。

そこで、この人は反日共ですから、岩手県の郷里で歯を治したときに、「どうもあいつは民青みたいな顔をしていた」、と。民青って、民主青年同盟っていう日本共産党の青年組織ですけど、「そう言えば、たしかに奴はほじったときに、コーンみたいな円錐形のものを入れた」、と。これも実は、後で歯医者さんに、「こんなこと言っている奴がいたんだけど」って言ったら、「うん、たしかに入れますよ。これですよ」って。「なんですか、それ?」って訊いたら、抜いたあとに、バイ菌がつかないように抗生物質をまぶした何とかだって言っていたけど。「たしかにこういうものは入れます」と。「その中に発信器を埋め込んだんだ」、というところまでいっちゃいました。

それでついに歯一本抜いたの。二本目抜きかけたところで、俺が強制介入して、「馬鹿野郎!」って、「お前、歯抜くんなら俺のところになんて来るな」って言ってやりました。「秘密が洩れちゃう、歯茎から放送されている」。

ここでつまり、洩れているんです。洩れてる、しみ出しちゃっている。何がしみ出しているんだというと、敵意なんです。悪意とか攻撃性なんです、実は。この人があってはならないと思っているのは、攻撃性があってはならないと思っているんです。人に悪意を持っちゃいけないと思っているから、つい嫌だなと思うと攻撃性が「洩れちゃった」となる。

おならの話

攻撃性が洩れるってことの変形は、おならです。「くせぇ」って言う。「俺が電車に乗ると誰かが必ず臭いって言う。何か俺のこの辺から洩れてる」って言う。「おならか？」って言うと、「おならじゃないよ」って言う。「何か気体のようなものが出ちゃうんだ」って。

相当奇怪なところまでいく人がいてね、肛門と睾丸の中間のあたりから、何とも言えない異様な匂いが出ているんだ、と言ってきかない。こういう人は手術なんかしちゃうんだよね。その変な匂いの出ているところを取ってくれとか言って。取っちゃう馬鹿外科医もいるんだけど。

これを大馬鹿な精神分析医とかはね、この匂い、自己臭体験っていうのをね、「自我漏洩症候群」だって言ったんです。それでまた論文を一〇も二〇も書いたの。「自我が洩れるか、馬鹿野郎！」って私は思った。あれは攻撃性が洩れているんです。攻撃性を外に出しちゃいけないと思っているから。「出しちゃった」んじゃないかというのが恐怖の対象になり、引き続いてそのことへの報復が起きるだろうという考えが浮かぶ。だから「私が電車に乗るたびに、ヘンな目で見られる。鼻をクンクンいわせる人がいる」となるんです。だって、ガス攻撃してるんですから。ガス攻撃をするわ、「朝鮮人！」と言ってわめくわ、そういうおのれがここにいるのは、許せない！　という話になる。自分の攻撃性と何とか折り合いをつけなくては、先へは進めないですね。

視線恐怖

それから、もう一つの例で言うと、「視線恐怖」というのがあります。視線恐怖というのは、人の視線が怖いんだと思っているのではありませんか？　みんながジロジロ見るんで、人の視線が突き刺さってくる、と思っているでしょう、視線恐怖って言ったときに。

そういうのもあるけれど、多くは違うんです、実は。「自分の視線を怖がっているんだろう？　あんたの挑発的な、不敵な、感じの悪い、いかにもガンつけていると思われるような目つきをしちゃうことを怖がっているんだろう？」と言うと、「そうだ」と言う。そういう人だから人目が気になる。自分が視線によって相手を攻撃してしまっているということを恐れているんです。で、視線は人を攻撃するかっていうと、するんですそれは。だから「ガンつけた」なんて言うんだけど。

人間よりひどいのは、サル。ニホンザル、あれ「目、見るな」って言うでしょう？　「目を見る」っていうのは、攻撃のサインなんです。いつかテレビで面白いのをやっていたんだけど、猿山の政権交代の、およそ人間くさいドラマでした。あるとき、そのナンバーワンが、一時引退させられちゃった。それで、腕組みして引っくり返って、ふてくされてたんですが、悪知恵があるもんだから、だんだん味方を増やしていって、ついに政権を取り戻す。

その取り戻したんだってことをうっすらとしかわかっていない、馬鹿ザルがいた。そいつはナンバー3だか4くらいで、「あわよくば……」って思っていた。はっきりしないもんだから、もう政権を奪回したジジイをまっすぐ見ちゃったわけ。見た途端に、バァーッと跳んできてかじった。目をかじった。目をかまれたのかな？　って思ったら、まぶただけだったから、目はつぶれなかったけど。まさに、「目を見る」っていうのは、はっきり攻撃ないしは挑戦なんです。だから、それを怖がるんです。だから、「視線が怖い」とかそういう人たちなんです。

「おならが怖い」とか、「視線が怖い」とかそういう人たちなんです。

だから、想像力の翼に乗った恐怖心というのはとんでもないところまでいく。現実的な欲望とか、つまり人間化された衝動というか、「うまいもの食いたい」とか、「いい女とつきあいてぇ」とか、そういうところまでできてきた衝動性というのは、満足するか、あきらめるしかないわけで。現実化されれば、それでどんな圧力も減る。腹いっぱいになっても、まだ食いたいって、中国人は昔、吐いても食ったそうだけど。それが「食えないんじゃないか？」という恐怖に想像力の翼がはえるとものすごいことになって、買い占めとか、そういうことまで起きてくる、とこういうわけです。

第八回講義　「自我」「自分」「主体」「自己」

「自我」をめぐる混乱したコンセプト

今日は「自我」とか「自分」という話になります。このレクチャーは精神分裂病の話でした。それで「分裂病と自分」というか、「我」とか「自分」とか「自己」とか「自我」など、そういうものを少し考えてみたいということです。

例えば精神分裂病と言ったときに、分裂するのは「自我が分裂するんだ」と言っている人がいるわけです。で、その「自我」って何よ、と訊くと途端に「えー、それはまあ、統合の中心で……」ってなことを言うわけです。この間から私が言っているハルトマン式の「統合」ともまた違うようなんだけれども、「人格の統一性が失われている」とか、「自我が分裂している」というようなことをよく言うんですね。それから言葉としては、「精神分裂病という名前は残酷だから名前を変えよう」というようなことが、昔から言われていたんです。もう一〇年以上も前だけれども、名前を言えば皆知っているような、その後評論家におなりになってしまわれた精神科医が例えば「自我症」と呼べ、とかね。自我症！　分裂病が残酷だから自我症だって。へー、自我症ねえ、あの人は自我があるんだなって思ったけど。つまり、この場合にはたぶん、自我が壊れていくとか、自我の病気なんだというんでしょう。「自我」の病気だなんて、そんなことを言われても分かりませんよ。でも、なんとなく分かるような気もするわけだ。うちの患者なども年中、変なことを言いますからね。「俺がやったんじゃない！」なんてことを。「あれは本当は俺じゃなくて、誰かが乗っ取ってやったんだ」とか、「自分じゃない」と。なんだか、自我というものを失っちゃったみたいに、見えないこともない。

それから、とても有名な精神分析的な精神病理学者で、一部に非常に熱心な信者のいる人がいます。その人が実に重々しくパイプを吸いながら、「分裂病者には自我がない」と言って、一分ぐらい黙って、フーッとやっていたんです。俺、自我がねえのかね、と思ってね。

確かに自我がないような言動をする人はいますよ。特に「あなたは何故こんなことをしたの」と、いわば責任を問われるような場面になると、絶対「自分が」って言わない。それは「その時に風が吹いたからだ」とか、「傍を通ったやつが睨んだからだ」とか、「止めてくれなかったからだ」、「世界情勢のせいだ」とか、全然関係のないことを言って、いつまで経っても自分の、わしの意志だ、ということが出てこない、ということがよくあります。患者とそれから家族に。家族と話していると、本当にいらいらしてきて、「ア、こいつは確かに自我がないな」とか、つい思っちゃうような時もある。

自我の分裂

なんだかこの、「自我が分裂」したり「自我を取り落とし」てしまったり、色々です。それから最近では、ちょっと前だけれども、いわゆる「境界型人格障害」というものが流行《はや》り出した時に、「スプリッティング」という変な言葉が流行りました。これは「エゴ・スプリッティング」と言うんだろうと思いますが、要するに、「良い対象」と「悪い対象」の二つに分けてしまう。対象世界の人間を、素敵なオブジェクトと気に入らないオブジェクト、「良い対象」と「良くない対象」に分けてしまう。そうやって周りを分断するという理論。

発達心理学に生育史の中の対象関係理論というものがあって、どうっていうことはない理論ですが、育っていく中でのお母さんやお父さんとの関係の中でそういうものが身に付いてしまったんだ、とする。それで結局、そのことが自我の方にもスプリッティングみたいなことを起こして、時々「良い私」が出てきて、それとは別の「悪い私」も出てきて、多重人格みたいになる。いくつもの人格に分かれて、出たり引っ込んだりするるんだというんですが。――アホか、と私は思っているんだけど。それはナントカ遺伝子のせいだ、なんて言ってる精神科医もいるらしい。まあ精神科医の頭の程度というのはその程度なんだと思うだけのことですが。これもまた一種の「自我の分裂」みたいなものですね。

分裂をスプリッティングなんて言うと、何だか新しいみたいなんだけど、ちっとも新しくもなくて、面白くもなんともない話なんです。それで、実際に「自我障害」という言葉があるんです。「自我障害があるかないか」、それで分裂病か、分裂病ではないかが分かるというんです。

自我境界

もっと面白いコンセプトには、「自我境界」というものもあります。パウル・フェダーン[1]という人が言っている。何回聞いても分からない。仲間のものも分からない。「フェダーンが自我境界の本を書いたそうだ」っていって、皆飛びついていったら、一ページ目から分からなくなっちゃったというエピソードを読んだ記憶がある。でも、これは全然分からない話じゃない。

簡単に言えば、患者さんには心の中に葛藤がある。例えば「良い人」と「悪い人」というものが心の中にいて、それが対話をしている。それは自分の心の中のことなのに、〝マインド〟の中のことなのに、それが外から聞こえてくるのだと言い出す。つまり、出ちゃうのだと。ということは、「しっかりした自我」というものがあるのが普通で、これが出たり入ったりしているのはおかしいよ。だからこの「自我境界が緩んでいる」というんです。

これは冗談ではなくて、本当に成書に書いてあることを全部、私は言っているんですよ。教科書的に。からかってはいるけれどもね。まあ真面目に先達たちは、こういうことを、今も勉強しているわけです。「自我境界が緩んでしまう」って、じゃあ「境界」っていうものがあるのか？　と。へー、というようなことでありまして……まあ、「自我境界」というものはそういうことです。

こうして、ますます話は分からなくなっちゃうわけです。「自我」とかいう話になっていくと。特に、精神科医の手にかかると、話がますます分裂しちゃう。もういいや、ということで放り出してもいいんですが。

だけど実際に、例えばこないだ一、二週間入院させた女の子がいました。この人なんかはやっぱり、いよいよ入院になった時には「私が言っているんじゃないのよ」「隣近所のおばさんのなんとかさんが私に言うんだ」と言いながら声色が変わって、自分について「この子はなんとかでね、本当は良い子なんだけれどもね」「そうでもないんだけれどもね」「いや、そんなこともないんだけれどもね」と、そのおばさんの声色になっちゃって、完全に。いや完全でもないんだけれども、まだ少し病気にはなりきっていないものだから、遠慮がちにお母さんの悪口を言っていました。

それでどうしようかと思いましたけれども、そのうちにワーッと泣いて引っくり返ったから「いいや」と思って入院させた。外来で今、薬をうんと減らしてしまって、まあなんとかもっている。という具合に、とりあえず現時点で「自我障害」としか、とりあえず現象的にはね、「自我障害」みたいな言葉で言わざるを得ないようなものもあります。

指導されてしまう

ある人はこんなことを言います。特にどの患者ということなく、ありふれた現象ですが。「電車に乗っても知らない人が俺のことを指導するようなことを言っている」「もうそろそろ仕掛けなくちゃ」なんて。全然関係のない話をしているんだけれども。「もうそろそろいい加減に仕事をしなくちゃダメだ」「いや、指導しなくちゃな」なんて言っていると、「あ、俺をやっぱり指導しているのか」とかです。一方で、彼は幸いなことには、「それは本当は全然関係がない」「他人の言っていることだ」と分かっているんだけれども、どうしてもピックアップしてしまうんだ、という。

で、この人は分裂病ではないんですよ、全然。分裂病ではないんだけれども、今言ったような変なことになっている。それで結局どういうことが起きているのか訊いてみると、「あなたはいつまでもそれじゃダメですよ」「しっかりしなさいよ」「もうそろそろ立ち直ってちゃんとやれよ」という風に指導されちゃってるらしい。

傷痍軍人

それで話を聞いたら、この人が発病というか鬱状態になったのは、某大手商社に勤めていた時なんだ。大学を出て商社に入って、穀物の方ではかなり良い腕だったらしい。で、そのうち南米かどこかに行かされてひと仕事をして帰国した頃に、合併騒ぎに巻き込まれた。吸収合併だったわけですが、そういうことに巻き込まれていって、彼は猛烈に頑張ってなんとか支店、東京のウォール街のようなところの支店で一番の営業成績をあげちゃったり。それでまたガクーンとしたり。それでだんだん酒も増えていく。と、そういう人なわけです。

で、彼の生育史はどうだったのかと思って聞いてみたら、とてもいい青年なんですよ。感じのいい。人に気を遣う。小学校の四年か五年から受験戦争に突入したと。それで附属の中学を狙ったけれどもしくじって、中学は普通の中学。だけどその中学の三年間は高校受験のために強烈にやったと。で、高校はどこって言ったかな。どこか有名な高校に入って。

そして某大学に入ったんだけれども、やっぱり国立一流大学に入りたいというので、大学の勉強はそっちのけにまた受験戦争に突入して、東大を受けたんだけれども、落ちた。それで大学を一年か二年遅れて卒業して、それでも大商社に入ったんだから、よくやった。

だから今、私が彼にどういうことを言ってるかというと、「あなたはいつでも自分を認めて許してやって、ポワーンとしたり、気楽になったり、何も考えずにぼーっとしたりしたことがないんじゃないの?」って訊いたら、「ありません」って言うから、「じゃあしろよ」「ええ」って。「やっぱり外出して人混みに慣れなくちゃ」なんて言うから「人のいない所を歩いてこい」って言った。「いいんでしょうか?」って言うから、「そういうふうに指導されたの?」って訊いたら「ううん」て言うんだよ。「人混みに行くとなんか言われるけど、木が囁《ささや》いてきたり、風が囁いてきたりはしないだろ?」ということで。

この哀れな人に、「一生に一度くらい、おまえは一体のびのびとしたことがあるのか？」と訊いたら、辛うじてあったのがお酒。もともとあんまり人の中で出しゃばるようなことが好きではない。大学に入ったって会社に入ったって、大酒を飲んで、それではしゃいでみせるわけだよ。「そういう飲み方しかできなかったの？」「そうだ」って。「本当はあんまり好きじゃないの？」「そうだ」っていう人なのね。だからこの人は、自我のない人と言えば言える。その上、自我境界も長い間緩んじゃった人であります。私はこの人の病理はそんなことじゃないと思ってます。彼は将来の役に立つことに奉仕するような形でしか、現在の時間を使えなくなっている。中学生という現在は高校という未来のためにささげられている。大学の現在は良い就職の未来に……というふうに。だから「外出」も「(将来)人混みで平気になれるように」でなければ思い立てない。

この人をここまで持ってきたのは誰なんだ、と思います。ここまで戦ってきた人、これは傷痍《しょうい》軍人です。傷痍軍人というか、戦病者。このタイプの、かつてエリートだったサラリーマンが、けっこういる。他にもいます。

『肉中の哲学』

ここで、レイコフとジョンソンの『肉中の哲学』(計見一雄訳、哲学書房、二〇〇四年)を勉強します。

「主体（Subject）」と「自己（Self）」の二つを、ここでは使うことにします。あるいは「自分」と「自分自身」と言ってもいい。

「私」というものを――精神医学や心理学、哲学、の領域ではあまり言われなかった形での「自己」〝self〟という概念を――違うメスで切った理論なんです。世の東西を問わず、この著者たちは、アメリカ先住民やアボリジニの言葉も研究しています。ほとんど全世界の言葉をよく研究している人なんです。

世界中で広がっている「私」というものの概念化の仕方が、広い範囲の言語において、英語で言うと〝subject〟と〝self〟の二つで構成されているという主張です。「サブジェクト」と「セルフ」を、翻訳では「主体」と「自己」としました。このレクチャーでも踏襲します。

それで、「主体」というのは一体なんなのかといえば、認識したり、判断したり、意志を決めたりするということをやっている人だ。またそれとは別に「自己」というものがある。言語の構造が必ずそうなっている、というんです。日本語でもたくさんあります。「自分を見失っちゃダメよ」というのは、「見失う己《おのれ》」と「見失われる己」の二つあることを示しています。

それで、もう一つ彼らは、この「自己」というものは一個ではない、と言ってます。「自己」として認めるものはいくつかある、単数ではない、しかも種類も一つではない、と言うんです。これもまた世界中でそのようになっていると。

難しい言い方をすると、内的生活に関するメタファー・システムの一般構造は、一つの「主体」と一つまたはそれ以上の「自己」の間の根本的な区別の上に基礎を置いている。で、「意識」とか「主観的体験」とか「理性」とか「意志」とか、そして我々の「本質」つまり我々を独自にしているすべてのものの座が、「主体」であると。「自己」は主体によって拾い上げられる一人の人物の部分で、ふつうは少なくとも一つの自己があり、もっと多くの自己があることも可能だと言います。

この複数の自己群というものが何によって成っているのかというと、我々の「身体」、我々の「社会的役割」、それから我々の「生育史」、さらに世界の中での我々の行為などから成る、ということです。

つまり、「私」というものはもともと分かれている。概念の「私」というものについて人間どもが認識する時には、「単一の、変わることなき統一体をもって、いつも同じように考える『私』」なんてありはしないのだ。それを保とうとしているものはありますよ。「主体」というか、そういうものは、ある。だけどその「主体」の言うことを聞かないやつもいるし、一緒に仲良くやるやつもいるし、時々この主体様の知らない間に外に出て行って何かやっちゃうような、そんな「自己」というものもあるんでしょうね。

だから、「自我の分裂」だとか、「自我境界が崩れている」とか、「多重人格」だとか変なことを言って全部病名にしているけれども、別に皆さんは不安にならなくてもいいんです。寝ている間ぐらいにはよろめき出て行くかも知れないけれども、普通はそんなことはない。もともとの作りが……「作り」といっても「脳の作り」という意味ではありません、人間が「自分」というものについて考える「理解の仕方」というか、「概念化」の中にはこういう分裂、と言ったらいいのか、そういうものがあるんだ、ということのようです。これはホピ・インディアンでもそうだし、ネパールのなんとか語でもそうだし、日本語ではなおそうだ、と。こういうことになります。

自己の所有

そういう時の主体と自己の関係の取り方に、典型的ないくつかがあります。

一つには、主体のもともとの体験領域には、人間が身体的に物を操作――コントロールするという体験があります。チョークを操って、これは本当にチョークかな？　と確認したり、手に持って操作して黒板に書く。この身体体験が、概念の領域へ「転写」される。もともとは身体的な物のコントロール体験から転写されて、主体が「自己」をコントロールし、操作する、というように考える。そういう「コントロール」。

よく、「セルフ・コントロール」なんていう言葉をいいます。医者として「自分のコンディションは自分で保ちなさい！　それができなきゃダメ！」って――患者を怒鳴っているけれど——我々だってセルフ・コントロールというものをしっかりしていないと、どこに転がっていってしまうか分からないものだ、というふうに自己は認識されているわけです、主体から。だから、「物の操作」という形での、コントロール。で、これはですね、持っているんですね。所有している。自分をしっかり——よく言うでしょう——「自分をしっかり持って、離してはダメよ」って。「自分を見失っちゃダメじゃないのよ」って言うでしょう。あれは、なんですか、一体。「自分」って、そんなに簡単に落っことせるものなんですかね。このメタファーがあるから、だから喪失するんですよ。取り落とすんですね。「自己喪失」できるんです。

そうすると、ご承知の通り、ポゼション（possession）があります。対象物を所有するポゼションです。ポゼションを失くしちゃいますと、誰かに握られてしまうんですね。所有される（possessed）になってしまう。これは「取り憑かれた」っていう意味です。だから、自己を誰かに取られてしまった。取られてしまうと、憑依状態になりますよ、とこういうことです。そういう自己を対象物として概念化して操作する例がたくさんあるそうです。物理的対象物としての「自己」というものが一つある。

対象物操作の言葉

こういうものの実際の言葉の例としては、「私が私に力を加える」です。「私は自分をベッドから引きずり出した」と。まだ寝ていたいんだ、昨夜飲み過ぎて、まだ寝ていたいんだけれども、行かなくちゃ、とベッドから這い出してくる。そういう時にこれは英語表現ですけれども、我々だって言う。「私は自分をベッドから引きずり出した」と。それから、彼をひっぱたきたいと思ったんだけれど、「彼をひっぱたくことから自己を引き離した」と。

それからもう一つ。次の対象物操作の第二ヴァージョンの実例。「あなたは自分をせき立てすぎるよ」。あなたは自分をせき立てすぎますよ、力を加えて無理にやらせ過ぎるよ、と。これは年中言っていますね。もっと平易な日本語でね。あなたは自分をもっと大事にして、自分を休ませなきゃダメじゃないかとか。そんなに無理に、疲れている自分を動かしちゃダメだよと、言います。

本当は、こういうふうに言ってもらいたいんです、患者さんに話すときに。「焦っちゃダメよ」ばっかりじゃなくて。「もう少し自分を柔らかく取り扱ったらどうですか？」とか。「自分を大事にしようね」なんて言ったって、分かりゃしないんです。やっぱり、「あんまり自分をせき立てすぎない方がいいですね」とか、そういうことを言う方がいい。元の体験としてこれがあるんだから。それで「ほー」と言います。だから「自己コントロールは対象物所有である」っていうことになるわけです。

取り憑かれる

「一人の人物は主体である」。

「一つの物理対象物は自己である」。

これを所有していることが、自己コントロールである、と。で、その所有を失ってしまうと、自己コントロールの喪失だ、となる。ここに書いてある例は、「あなたが何らかの活動性において、あなたの自己を失うとは何を意味するのか」というもの。「それは意識的コントロールのもとにいることをやめ、そしてあなたがやっている一つの事柄に気付くことができなくなっていることを意味する」とあります。

「例えば、あなたはダンスに夢中になっている」。「その時に、あなたは意識的にコントロールしないだろう」。で、「速くて複雑な踊りになればなるほど、個々の動きの意識的コントロールを維持できなくなる」。そして、「そのダンスはあなたに、自分を放してやること、ダンスの中に自分自身を解放してやることを要求し、ひたすら踊り、個々の踊りを意識的に支配することのないダンスを経験するようにさせるだろう」と。――こんなダンスなんて、私は経験したことがないけど。これはよほどの、ダンスの名人の境地でしょうね。で、まさにこういう形で自分を解き放って、自分をダンスの中に失う。とっても素敵な体験です。でも、多くはそうではありませんね。

その次に書いてあります。「コントロール喪失を主張するすべてがポジティブで舞い上がるような体験ではない」と。怖くてネガティブなこともあるんだぞ、と。「例えば、あなたはネガティブな感情によってコントロールを失うかも知れない。不安に捉えられたり、恐怖に捕まれ」たり、あなたは「流されてしまっ」たりと。「最も怖いコントロール欠如は、誰か敵意のある他の人にコントロールされる、と感じる時で、これを『取り憑かれた』〔possessed＝所有された〕と感じる」と。まあどちらも実にリアルな体験です。アメリカ人というのは、好きなんですね。「宇宙人がやってきて俺を所有してしまう」というのが。『ボディ・スナッチャーの侵略』[2]というのも同類の映画でしょう。人間の皮を剝がすと宇宙人が出てくるっていう、怖ーいの。皆人間に見えるんだけれども、中身は人間じゃない。だから、所有を失うことは自己コントロールを喪失することであると。誰か他の人が取っちゃった、誰か他の主体が俺を奪ってしまった、と。だから所有を奪われれば、自己コントロールを失ってしまいます。

「ラムの悪魔に取り憑かれた」って、これは海賊の歌ですね。『宝島』に出てくる。「あとはラムと悪魔が片付けたよ　ヨホホイノホイ」っていう歌がありました。少年時代に夢中になったものです。「ラムが喋っているんだ、俺じゃない」と。自らを所有されていると信じる人々は、精神障害の症状を持つと見なされる、と書いてあります。

「ＭＭＰＩ」[3]って知っていますよね。心理テストの。ＹＥＳ・ＮＯ質問表の「私の人生で一度かもっと、誰かが私に催眠術を掛けて何かをさせたと感じた」というのに○をしちゃうと、ダメですよ。ＭＭＰＩの点がダーンと下がります。ＭＭＰＩというのはたちの悪い心理テストでね、えらい暇がかかるのと、「嘘つきスコア」っていうものがあって、こっちでこう言っておきながら、もう一方で違うことを言う、というように人前を作ると、バレるんだよ。だからその裏をかく、というやり方ももちろんあるんだけれども。だから私をＭＭＰＩの被験者にしたのなら、たちまちパラノイア型の分裂病になってみせるよ。自信がありますね。

主体のいる場所とコントロールの容易さ

それから、もう一つ「コントロール」。これはボディ・コントロールから来ている「コントロール」ですね。「自分の身体を自分でコントロールし易くて、気楽に自然に動ける」というのがどういう時なのかというと、ある場所にいた時だ。自分の部屋なんかにいる時はとっても気楽ですね。自分の部屋にいる時は実に気楽で、スーッと身体が動く。だから、この主体さんがいつもの場所にいる、ということが、グッド・コントロールの場面なんです。だから、いつもの場所から出てしまう、ということは自分自身の脇にいる (beside myself) ことです。これは慣用句としては「逆上している」という意味ですね。〝I was beside myself.〟って言ったら、「俺は逆上していたんだよ」っていうことになります。

それから、よく使われるアウト・オブ・コントロール。「あいつはアウト・オブ・コントロールロールだよ」なんて、よく言います。このアウト・オブというのは、「何かの場所の外」という意味。「ある場所があって、その外側にいるよ」というんですから、つまり「制御不能」だと。「彼女がああなったらアウト・オブ・コントロールだよ」とは……私はあんまり言いません。「状況がアウト・オブ・コントロールだ」なんていうのは言います。

主体が自己のある一つ、例えば身体の中の頭という容器の中にいつものように安住しているときは、グッド・コントロールできている状態。それがうまくいかないとどうなるのか、というと「やつは地球外にいる」ことになる。この英語表現は、「あいつはボーッとなってるよ」「お留守だよ」っていう意味でしょう。「あいつの頭はお留守なんだよ」なんて、よく言いますよね日本語でも。アメリカでは「灯りはついているけれど家には誰もいない」と言うらしいですけれど。

それから〝Earth to Joshua.〟〝Come in, Joshua.〟という慣用句がある。これは、宇宙船で飛んでいる「ジョシュア」に対して、「戻って来い」っていう「地球」からのメッセージ、つまり「正気に戻れ」とか「ボーッとしてないで、こっち向いて！」という意味です。同様の表現は、年中日本語でだって言っています。「もっと地に足をつけなくちゃダメでしょう」とか。

自分に勝つのか、甘やかすのか

この人〈主体〉とこの人たち〈自己群〉との関係に、社会的な関係が投射されることがあります。源泉領域は我々が年中持つ社会的関係。先生と生徒とか、ご主人様と召使とか、友だち同士とか、親子とか。そういう社会的な関係がここに投射されます。

どういうものかというと、一つは「戦い」です。どういうふうに？「私は私と戦っています」とかね。マラソン選手とか、キャンプインした野球選手なんかが「自分に打ち勝つ」「克己」なんて名前まで付いている。「自分を克する」「自分に勝て」……まさに敵対関係。敵対関係にある人同士の関係が、ここに投射されると「私は自分に勝たなければならない」となる。

あるいは親子関係から、「自分で自分を甘やかしている」。「あなたは少し、自分を甘やかし過ぎよ」なんて、年中言っているでしょう？　これは恐らく、女の人の方がよく言っていると思う。「君はどうも自分に甘いねえ」と、これは男が言う。こういう言い方は下手なんです、上司としてはね。「君はそんなに自分に甘い人ではないでしょう？」と、こう言わなきゃいけないいんです。「そんな人では、なかったはずだよね？」上手な上司は、そう言うんだって。

頭の中の対話

それから友だち。「今夜は自分ひとりを道連れにして、少し街を歩こう」なんていうのが、友だちですね。それから対話者。自分自身と語る、対話する。こんなのは、幻聴まであと一歩。なぜ幻聴なのかと言えば、「年中聞こえてきているのは、お前（主体）に話しかけてくる自分（自己）の声なんだよ」という話になるからです。

ついでにちょっと脱線すると、この「対話」というものがどういう時に、頭の中で一番激しくなるのか。これは、冒険しない人には分からないんです。どういう冒険かというと、「あの女を俺のものにしようかしら」とか、「あの標的を狙おう」。「あの仕事を取ってやろう」とか、「あの仕事を人のやらない新しいやり方でやってやろう」とか、新しい冒険をしようとする時に、頭の中の対話が非常に活発になります。何と対話しているのかというと、今の状況と昔の体験との間を行ったり来たりしているわけです。「あの時はああやってうまく行ったけども、今度もうまく行くかなあ」とか、「いやダメだろうなあ。それはやめておいた方がいいよ」「どうしようか」「でもなあ」と。

仮に誰かに電話するにしたって、本当は掛けたくない電話を二本も掛けるとすると、朝から考えていますよ。「いつ電話しようかなあ」と。「あの人はどうだろうな……夕方の方が機嫌がいいかな？」「朝掛けると怒るんじゃないかな」「いや大丈夫なんじゃないの」と、年中対話している。

ある新しい行動、激しいものであれば「冒険」をする時に、頭の中の対話というものは活発になります。だから「弁証法」って言うんです。弁証法というのは、別に哲学的な難しい話じゃなくて、我々が年中やっていることです。現実についてどうしようかと考えて、大概はネガティブ・データがいっぱい脳の中に入っているから「お前、そんなことできっこない」だとか「いや、そんなこと言ったって、やりたいよ」とかね。そういう対話をやっていって、あるところでポッと……これは次回に繋がっていく話だけれども、そういう「ある行為を決断する」という形で、パッと結論が出る。これをムツカシク言えばアウフヘーベン、日本語では止揚とか言うらしい。そこで結論が出て、うまく行くこともあるけれど……おおむねはうまくはいかない。

それでも、うまくいかないということを経験すると、今度は少しお利口になって、対話集会に――。対話集会になっちゃったらこれは大変です。頭の中にたくさんの人が、七〇〇人入っていたのが一人になったっていう人がいました。なんだか眼がトローンとなって、全然心ここにあらずで、宇宙外に飛んでいたんですが、この頃は眼がピカピカしてきた。俺の顔を覚えていて、「先生」なんて言って側にやってきた。「俺のこと知ってるの?」「知ってるよ」「頭、はっきりしてきたの?」って言ったら「いや……」。ナースに訊いたら、七〇〇人いたのが一人になった、って言っているから大丈夫だって。

だから対話集会では、ダメです。真摯な対話を頭の中でやる訓練をしないと。そうすると分裂病になりません。だから「やたらに対話しているから病気だ」とは言わないで下さい、ということを私は言いたい。対話をしない方がよっぽど病気だよ、と言いたいわけです。

主体が自己に責務を負う

それから次に、「ケア・テイカーとしての主体と自己」というものもあるそうです。それは、今流行ってます、ご婦人方に。ルイ・ヴィトンかなんかを買って「自分にご褒美《ほうび》だ」なんてね。あれを聞いた時はぞっとしたけど、まあうまいこと言うなあ、とは思いました。「君は自分に休暇をやったら？」「少し休ませたら？」なんていうのは、ケア・テイカーですね。それから召使。「私は自分に怒鳴りつけた」「自分自身を怒鳴ってしまった」「自分に選択をさせた」なんていうのもある。

それで、もう一つ面白いのがですね、主体と自己というものがあった時に、どうも主体は自己に対して忠実義務があるらしい。つまり「自分を裏切ってはならない」「僕は自分を裏切ってしまった」というのがこれです。つまり、自己のスタンダードに主体を合わせなければいけない。だから主体が自己に責務を負う。何故なら、さっきも言ったように、主体とは、社会的な場面で認識したり判断などをやっていくもので、その主体が自己に忠実でないと困ってしまうわけです。そういう責務を負っているけれど、裏切ることもあれば忠実であることもある。ということで、いろいろな表現が可能です。「私は私をがっかりさせてしまった」というのと、もう一つは「私は私にうんざりした」というものがあります。

「多重自己」というか、いろいろな人が自分の中にいるという場合があります。「私は科学的自分と宗教的自分の間を行きつ戻りつし続けた」、「私は霊的自己に立ち返り続ける」とか、「私は私の中の科学者と坊さんの間を行きつ戻りつし続ける」とか。これもやっぱり、場所のメタファーですね。行ったり来たりすると。そっちの方に行ってみたり、こっちに来たり。

本当の自分

いくつかを省略して、これで最後にしますけれど、いわゆる「本当の自己」というか、よく言う「自分探しの旅に出る」というものがあります。ここにも例文が載っています。「彼女はインドに自分を探しに行って、サンダル片っぽと一緒に帰ってきたよ」と。これはまあよくあるんです。患者に「お前、アメリカに行ってふらふら何をしてたんだ」と訊くと、「自分探ししてたんだ」って。「へえー、自分っていうのは落っこちてるんですか」って言ったら嫌な顔をしていた。

「本当の自分はこんなじゃない」と。本当の自分はもっとナイーヴで傷つきやすいものだ、表面はこうしているけれども、というような人と、または逆に、表面はとても明るくて愉快で有能な人なんだけれども、後ろ側には凄まじいものを隠している、というようなことはよくある。別に分裂じゃないよ、よくあることだよというわけです。「彼女の上品ぶりは表面だけだよ」とか、「あなたは本当は、彼が内面でどんなふうか見たことがない」「彼は自分の内的な自己を顕《あらわ》にすることを恐れている」「彼女は外面は甘いけれども中身は辛いよ」。

英語では「ベルベットの手袋の中の鋼鉄の拳《こぶし》」って言うらしいです。日本語では？「外《げ》面如菩薩内心如夜叉《めんにょぼさつないしんにょやしゃ》」と言います。外面は菩薩のようだけれども、中身は夜叉のようだよ、と、昔の人は言ったようです。私は言いません。それから「彼のかわいそうな自己が出てきたんだ」「彼女は滅多に本当の自分を見せない」。

だから例えば、「今日の僕は僕自身じゃない」「昨日のあれは本当の僕じゃなかったんだ」「あれは本当の私が喋っていたんじゃないよ」というようなことが、日本でも、どこでも言われます。「彼は著述の中に彼自身を発見した」とか、「彼は今でも本当の自分を求め続けている」とかいうような言い回し。

これは単なる言い回しの問題ではなくて、言葉を使って我々が自己というものを理解する時の理解の仕方の、かなり根幹に触れる、根源的なものです。我々はこのようにしか自己を概念化できず、ある意味では、他の考え方ができないということです。我々はそのようにしか配線されていない。我々が自分というものを考える考え方というものは、大体この範囲に収まるであろう。「分裂病の問題」というと必ず「自己の問題」という問いを受ける。「自我の問題をお前はどうするんだ」という問いへの解答の一つの手がかりになるかもしれないので、少し長く引用しました。

私自身について考えることの生理学

患者さんが、「自我境界がなくなって」聞こえてきたり、自分の願望や欲望、怒りなどを外側に投射して、他人のせいにしたりする。「そんなことをしていちゃダメでしょう」と我々は言うんだけど、それだけでいいのか。

実は、ダメだけれどもね、いつまでもそれをやっていられては困るけれど、でももともとそういうメカニズムを使って我々は自己のイメージや自己についての概念というものを作ってきたのだと。そこから始めないと……人間はつまり、今私が話したことは、私とか私自身について考えること、理解することのいわば生理学です。「普通、こういうふうに考えるものだ」と。だからその生理学を押さえておかないと、ファインマンさんみたいに、「いつも女房の声を聞いているから『俺はいつも声を聞いてるよ』と言ったら×が付いちゃった。だから俺は精神科医は大嫌いだ」って、そういうことに我々もなりかねない。

頭を柔軟にして、私とか自我というものをもう一度見直してみたい、というのが今回のお話の趣旨でした。

第九回講義　何が分裂し、何が統合されるのか

ファナ・ラ・ロカ

まず、映画の話からです。今、『女王ファナ』というスペイン映画が上映されています。僕は非常に観たくてね、前からそれを作っているということは知っていたんです。スペインでも非常に人気が出て、面白い映画になっているようなんです。ファナ、という人です。この下に、こういうものが付くんです。「ファナ・ラ・ロカ」。「ラ・ロカ」というのは、「狂女」という意味です。つまり「狂女ファナ」。こういうとスペイン人はみんな知っています。

　不思議なことにこの人は、今でも人気が高い。ファナをみんな好きなんですね。それでなぜ私がファナを知っていたのかというと、だいぶ前になりますが堀田《ほった》善衛《よしえ》[1]という人が書いていたからなんです。この作家は私のとても好きな人で、新刊が出るたびに読んでました。

　これは確か一九八九年に出た本で『バルセローナにて』[2]という題名です。この人はこの一〇年ぐらい前に奥さんと二人でスペインに住んでいたんですね。いわゆる定年退職をしてから外の国に行って暮らしましょう、というもののはしりです。その時の体験を「アンドリン村にて」、「グラナダにて」というものと、それから「バルセローナにて」という三つの作品

にまとめたわけです。その「グラナダにて」は、ほとんどこのファアナ・ラ・ロカの話です。僕はスペインはかすっただけでよく知りませんが、グラナダというのはアルハンブラのある所です。

苦悩の日々

さて、このファアナはどういう人なのか。

スペインがとりあえずまとまった形で統一されたのは一四九二年で、カスティーリアとアラゴンという二つの国が、結婚によって結びついた。そのカスティーリアの女王がイサベル。アラゴンの王様がフェルナンド。このイサベルとフェルナンドは、まさに政略結婚をしました。これによって「グレート・スペイン」になった。この二人の間に生まれて、上の子どもが次々に死んだために跡取りになるファアナ・ラ・ロカという人がですね――これはあだ名ですね――いかに狂女か、狂女というか、いかに僕らの「仲間」――じゃないけど、僕らの「友人」にそっくりな人なのか、ということが、これを読むと出てくるんです。

この人は、当時のフランドル、今のオランダやベルギー、スペインなんかよりはるかに進んで豊かな地域の大公で、フェリペという当時ヨーロッパの宮廷では一番の美男であった若い貴族と、どちらも一八歳で結婚をします。それでお母さんは持てるだけのものを持たせてやって、大艦隊を組んでスペインの北の港から送ってやるんだけど、まあいろいろありまして。

このフェリペという奴はとんでもない奴で、堀田善衛によれば、こいつはただのチンピラのガキと同じだ、というんですけれど。結婚した途端に、片っ端から女に手を付けて女房のもとに帰ってこない。ところがフアナは、フェリペに対する愛情だけは非常に強い。フェリペの言うことであれば何でも聞くという人だった。終生愛し続けるんだけれども、裏切られ続けるんですね。堀田善衛によると、『美男王』などと称されているが、残された肖像などを見ると、要するに軽佻浮薄《けいちょうふはく》という古典的な言葉を絵に描いたような少年、あるいは青年にすぎず、顔つきはどことなく女じみていた」なんて憎まれ口が書いてあります。旦那はすぐに放蕩無頼《ほうとうぶらい》になっていく。宮廷の女たちはほとんどなで斬りにされる。そのやっている行為というのは、フアナの目にも耳にも間接的に入るように、これ見よがしに行われていたと。夜中に宮廷を抜け出しての女郎屋通いもまれではなかったというから、相当な男ですね。

そのうち、夫はフアナの孤立を図って、彼女がスペインから連れてきた臣下を全部追い出してしまいます。スペイン人の側近たちは全部遮断《しゃだん》されてしまうし、ついにフアナの持ってきた金庫まで取り上げちゃう、ということになってきました。しかもすでにフアナは妊娠している。フアナさんはこの亭主の子どもを五人産みます。後の話になるんですが、この長男が実に、世界最大の帝国の皇帝、カール五世になります。スペインとナポリとシチリア島と南米全部と、それからオーストリアのハプスブルク家の継承権も得て、神聖ローマ帝国の皇帝になるという、とんでもないことになります。このおっ母さんの子どもが世界の帝王になる。それは後の話で、ファナはいろんな目に遭ったせいか、だんだん変になってくる。

発病

「初めは金糸の縁取りの豪華な服装をしていたものであったが、次第に黒いものに嗜好が変わっていって、そして身辺に女性の秘書や召使いがいることを嫌いだした」と。「女性の取り巻きを嫌うとなれば、それは強制的に孤立されているのに自ら輪を掛けて孤立することになる。かくて黒衣の彼女は自室に閉じ籠もり、暗い陰の部分に身を置いてじっと部屋の闇を見つめ、何時間でも動かない。身にまとった、本当のところは身にまといきりの黒衣がほつれてきても、縫い直させようとしない」。次の一行が効くんですが、「顔を洗わない」と。

——始まりましたね。これは、僕らのよく知っているフィギュアですよね。そういう状態の中で、そのうちに兄弟たちも死んでいって、ついにファナが、カスティーリアのお母さん、イサベルの王位継承という事態になってしまうんです。そういうふうにだんだんに話が進んでいきます。ファナは明らかにここで発病しているんですけれども、当時のスペインだのフランドルだのハプスブルク家だのというのは、今で言おうとしても譬《たと》えられないような欲張りと、残虐と、裏切りでなんとか他人の帝国を乗っ取ろうという奴ばかりですから。このフェリペという奴も、嫁さんの領土を取ろうとする。

そのたびごとに、他のことでは従順なのに、彼女は〝NO〟と言って、重要な書類にサインしないんです。脅してもすかしても、サインしない。そういうことが重なってきます。そのうちに、妊娠もしてきます。ついには、旦那にスペインに一人で置いて行かれちゃうんです。それで「旦那のところに行きたい！」と言うんだけれども、お母さんが「ダメだよ」と。おまえは頭がおかしいからダメだ、と言ったかどうかは知りませんが、ついに――これは第一回目の幽閉なんだけれども、カスティーリアのメディナ・デル・カンポの「モタ」と称される城塞に軟禁されます。

ところが彼女はある日、監視の隙をついて、しかも裸足で城塞を飛び出しました。我々の患者さんたちも夜中に飛び出します。けれども、鉄柵が降りたままになっていた。「彼女は門の鉄柵にしがみつき、あたかも傷ついた獣の咆哮《ほうこう》かと思われるほどの大声を張り上げ、ありとあらゆる悪罵雑言を口にした」と。これも同じですね。そして「一昼夜しがみついていた」と。それでお母さんが駆けつけたんですが、「ファナが母親に投げつけた悪口雑言は、逆上していたのでない限り、断じて許すことができないほどのものだった」ということです。で、ついにブラッセルへの帰還を認めるわけです。

大事なときは正気に戻る

ヨーロッパの全宮廷は、スペインの女王様のこの行状で持ちきりになってしまう。ファナがフェリペの愛人の頭を剃り、顔を引っ搔いてザクロのようにした、とまで伝えられています。また彼女は浴室へ入ると半日以上出てこない。まるで誰かの病歴を聞くような話が出てくるんですが。

で、フェリペはその間にも、手を替え品を替えて、彼女にサインをさせようとする。そのたびに彼女は〝NO〞と言うんですね。この旦那は舅《しゅうと》のフェルナンドが死んでしまった時に勝手に自分で宣言をして、俺はアラゴンの王様だ、なんて言ったりするんですが、その都度、彼女はそのことだけについては、「うん」と言わない。

もう完全に「ファナは精神状態がおかしいよ」とみんなが知っている状態で、バリアドリードという場所にそのバカ亭主は議会を召集して、議会に宣言させて「俺が全部取っちゃおう」とするわけです。だけど「一行がほとんど戦闘行為にでも赴くかのように重武装してバリアドリードの城壁に近づいて行った時、城門に二流の旗幟《きし》が掲げてあった。王と女王のそれである」と。フェリペがあらかじめ掲げさせておいたわけだ。それをみたファナは突然馬を止め、フェリペを顧みて、猛烈な罵言、ののしり言葉を浴びせかけ、声高らかに冷笑した、と。

何て言ったのかというと、「我のみ（Solo yo.）」、つまり私だけがカスティーリアの女王だよ、と。彼女は、「王の旗を降ろさない限り城門へは入らない」と宣言する。フェリペは困惑します。ファナはスペインに入ってしまったらある意味絶対者ですから、ついにフェリぺは仕方なく、すごすごと引き下がるんです。その他にも、いくつかの議会開始の冒頭でフアナはいきなり、それまでぼーっとしていたのに発言を開始して、大臣たちに面と向かって「汝らは予をフアナ、つまりカスティーリアの死せる女王イサベルの正当な王権継承者であるフアナであると認めるか、否か！」と、ガーンと言うわけ。それでみんなが下を向いちゃう、ということが何回もある。実は、フアナは大事なところでは正気になってしまうんだ。

さらに凄いことになっていくのは、見ていると、二時間か三時間ぐらいで頭の中心が焦点を失っていくようだ、ということ。これを周りも分かっているし、それからご本人もそれをかなり分かっていて、なんとか、変になった時には会議をしないようにしていたようなんですね。

棺と一緒に彷徨

そして、もっと凄まじいのは、このバカなフェリペは散々悪いことをして死んでしまうんです。スペインでも物凄く寒いところらしくて、風邪と肺炎で死んでしまう。死んでしまったので、棺に入れます。鉛と木の棺が二重になったものの中に入れてしまう。死んだのが九月頃なのかな？　それをしまって、安置しておいたところへ突然フアナ様が現れます。「女王様、それはいけません！」と言っても聞かない。何かというと、「開けろ」と言うんですね。お棺を。夫のお棺を開けなさい、と言うんです。開けると、ここに書いてありますけれども、「何かに着物が巻き付いたような状態になっている」と。二ヵ月ですからね。それをじっと見て、閉める。

それで今度は、そのお棺を持って馬車に乗せ、スペイン中を歩くわけです。あっちの教会、こっちの教会と。これは、必ずしも変なことではない。大体当時の宮廷で、ちゃんと固定した宮廷を持っているなんていうのは、よほどの金持ち王様のところで、スペインの王族なんて、ある意味ではアルハンブラにいたアラブの王様に比べたら貧乏な田舎っぺ。このお母さんがほつれた衣装を着ていたというぐらいですから。宮廷が一箇所にないのは、移動する宮廷だからなんです。あっちこっちで興行を打って回るわけ。大きな劇場で公演できないから、ドサ回りをやる。だからファナはまさしく、それをやりました。ただし、死骸を連れて。

今でもフェリペを乗せた馬車があるそうです。黒檀《こくたん》でできている。他の馬車は金銀財宝で飾り立ててあるけれども、フェリペのものは黒檀の真っ黒な馬車。それで真冬のスペインを横断して行く。どこまでも、「あそこへ行く！」って。それで時々、荒野の真ん中で「止めろ」「開けろ」と言うんですね。それで、じっと見る。それでまた「閉めてよろしい」「さあまた行こう」と。こういうことをずっとやっていました。

で、この人はついに、四六年間城塞に幽閉されます。死んだのは七七歳だったたか。「女王様は三月《みつき》もお風呂に入っていません」なんて報告が来ます。「顔も洗わせません」と。それから、「女王様は床にへたり込んでじっとしておられます」「へたり込んで、壁の方を向いて、何もおっしゃいません」「着替えもなさいません」「食事は床に置いたものを手で食べておられます」……というような報告も、来るわけです。だけど、死なないんです。七七歳まで。この人のお婆さん、ポルトガルか何処かへお妃で行ったお婆さんも鬱病みたいになって亡くなってます。まあそれはどうでもいいんですが。この話を聞くと皆さんは、僕らの患者と、スキゾフレニアと言われたり、統合失調症と言われたりする人たちとそっくりだ、と思われるでしょう。まさに床に伏せちゃったり、かと思うとパッと起きたり、猛烈な悪口雑言を吐き散らしたり、夜半に裸足で飛び出しちゃったり。

ここまでは堀田氏の叙述で描写してます。堀田氏は王とか王制とかに批判的な人ですから、多少辛辣になっているかもしれません。現代スペインの作家ホセ・ルイス・オライソラの『女王ファアナ』[3]では、大筋はこの通りですが、フェリペの人柄がもう少し良く書かれていて、ファアナへの愛情は本物だったと書かれています。

「うつつ」の人

僕が今日話すことの材料にこれを選んだのは、精神病、分裂病の人というのは——「現実ナントカがおかしい」ってよく言われます。「現実感覚」とか、簡単に言えば「現実離れ」。

客観的な現実があるのに、現実との関係が切れちゃっている。現実感覚がない、リアリティー感覚がない人だ、とよく言われる。

ファナは、現実をちゃんと見たり聞いたりしているんです。大体、彼女が非常に政治的に正確な判断をするそのやり方というのは、おっかさんが女王様の時代に、自分が見ていたやり方とそっくりのことをやっている。

しかも、後でも言いますが、ファナは〝NO〟「やらない」「しない」、拒絶によって、この危機を乗り越えている。何でも拒否するのを、精神症状用語では拒絶症（ネガティヴィズム）と言います。スペイン大帝国は、彼女が四三年間幽閉されている間に、結局ヨーロッパ最大の帝国になっている。おとっつぁんとおっかさんが一緒になってスペインが統一された、つまりアルハンブラの宮殿からアラブの王様が追い出された年というのが一四九二年で、コロンブスが出掛けて行ったのはこれと同じ頃です。このおっかさんのイサベルに金を出してもらって行った。それも借金で。

「彼女は現実的ではない」と、言ってもいいのかどうか。それじゃあ、どこが「ラ・ロカ」なのか。どこが狂女なのか、とそこを問いたい、というか――でも、やっぱり正気じゃありませんよね？

「現実」という言葉には「現」という字があります。これを訓読みで何と言うか、知っていますか？「うつつ」ですね。うつつ、というのがどういう意味だか、知っています？道楽にうつつを抜かす、って言うでしょう。と言うと、「うつつの人」というのは、ちょっとおかしい人のような印象を受けるでしょう。あれは、誤解なんです。

「うつつ」というのは、ほぼ目が覚めていてリアルな人、正気の人だということ。正気の状態にあることを「うつつ」と言います。だから「うつつを抜かす」というのは、正気を棄ててしまう、抜いちゃうわけだから、例えば競馬に夢中になって正気を失ったものを言うんです。テレビドラマにされた、北条高時、鎌倉幕府最後から三番めの執権になった高時って、犬ばかり飼っていたバカ将軍がいます。あの人のことは、「うつつなき人」と言っています。だから、「うつつなき人」というのは、「正気じゃない人」という意味です。「夢うつつ」の「夢」は夢の状態、「うつつ」は覚めた状態。だから、寝ても覚めても、という意味で「夢うつつの中でもあなたのことを忘れない」というような表現が出てくる。

現実とは何か?

私にとって現実とは、私が作る「世界の絵」であると言ってよいでしょう。私の脳が作り続けるとも言え、生きている時間の中で作り続けるとも、または作っては壊し作っては壊し続ける世界の絵とも言えます。この絵を私はなんで作るのかといえば、時間と共に変転する世界の中で、時間変化に遅れずについて行くためで、そのために私は「運動」をする。なーんにもしないファアナには、時間は過ぎません。お付きのものが食べさせなければ餓死するでしょう。変化なし、運動なしは生物を死に導く。

運動しようとするという意図を持った時に出現する世界の絵が現実だと私は考えます。現実というのが、「我々の志向性や好悪感に関係なく独立に存在する、客観世界だ」というのは、ヒトが生きるという文脈ではどうも正しくないようです。動くこと動こうとする意志を持った時にはじめてありありと脳内に映し出される――ニューロン・ネットワークの発火によって発生する――ものを現実というのだろうと思います。

船を操縦したことのある人には、すぐ分かる話ですが、船の舵は船が動いてないと全く効きません。舵だけ動かしたってなんにも起きない。船の運動に舵の効きが加わってはじめて方向変化しつつ前進する現象が発生する。どちらが欠けても現象しないし、どちらが先に始まるというものでもない、同時かつ不即不離です。

それとほぼ同じように、動くことなしには現実だって出現しない。ヒトに与えられた客観的条件は、たしかに存在する。それが制約であるという現実認識だって、その制約の中でどう動くかというコンテクストの中で発生する。アフォーダンス理論で言えば、仮に壁を拳で叩こう、痛くない程度だがある程度の音響を発生させたいという意図を持ったときの打撃の強さはおのずから決まる。それに一定の許容範囲があることは、客観的事実として環境の中に存在する。しかし、叩こうという意図を持たなければ、アフォーダンスは発生しない。そういうどっちが先とも言えない「阿吽《あうん》の呼吸」みたいな発生をするものが、その場の判断や計算でいわば意識的に分かるのではなくて、生物が生まれてからの環境との相互関係の重層的な構成から、おのずと身に備わる。おのずと感得するものだから、そのほとんどの構成部分は無意識的なものであり、意識的なものという意味での「意図」と直接的つながりを持つことはないだろう。という風に私は理解しました。

「現実とはなにか？」への答えも似たようなものになるのではないか、と感じています。生まれてからすぐに始まる環境との交互作用を通じてブルート・ファクツがさまざまに洗練された精神機能に発達するに際して、最重要なものとして現実という世界の絵を構成する機能が発生する。アフォーダンス研究者に怒られそうですが、「アフォーダンス・リアリティー」または、「リアリティー・アフォーダンス」という言葉を作りたくなりました。

時間の流れと運動

長々と語ってきたように、精神分裂病の一定の病期には、現実が崩壊するような体験を持ちます。その回復過程等を詳細に観察すると、現実がちょっと途切れるような状態があるようだ。後で詳しく述べるような、さまざまに表現される一瞬の途絶です。流れていたものが一瞬止まる、この流れているものとは、一般的には意識の流れと呼ばれているものでしょう。なぜ流れかといえば、これがメタファー的に「流れ」と理解された時間にかかわるからです。時間が流れている、意識も流れであるというメタファー的な理解。それが一瞬止まる時、空白が生じて「頭の中が白くなる」。

その時不可能になるのは、運動です。運動は時間の中で生じ、不可逆的な時間の進行とそれが生む変化を生き物が乗り越えるために発生したメカニズムでしょう。それを維持する時間の流れ意識が止まれば動物ははたと停止する。ヒトであれば、どうしたらいいか分からない状態に突入する。そこから先の病気的な進行はすでに十分話しました。

リアルとは

一方「リアリティー」「リアル」という言葉がある。この意味は、ヨーロッパの哲学史の中で一時期、引っくり返っていたんです。これを元に戻したのが、かの有名なハイデガーです。このリアルというのは、たとえば豚がいるとしますね。それが豚である、ということが一つありますね。間違いなくそれは豚であると。もう一つ豚がいる、というのがある。そこに実際にいる、というのがある。「である」と「がある」の違い、と言われているものです。真偽と在不在との違い。古典ギリシャでの「リアル（レアール）」は真偽の方だった、と言ったのがハイデガーです。古典ギリシャと言っても、ソクラテス以前の思想ではという意味ですが。存在的な、実在しているという意味に、西欧哲学の中で長く解釈されて来たけど、そうじゃない。

真実だと言った時に、「〜である」と「〜がある」には違いがあって、本来リアルという言葉は、間違いなく猫だ、これは本物の一〇万円の金貨だよ、とそういう時に「リアル」と言う。我々の患者さんが現実離れしているという時に、ないものをあると思っているからおかしいんだ、というふうに言って、それはリアリティー・テスティングがおかしいんだと言うのは、語源その他で考えていくと、必ずしも正しい表現ではないと思います。

あまり古いことばかり言っていても仕方がないんですけれど、いわゆる現実意識、現実感。〝sense of reality〟と言ってもいいんだけれど、それが病変を起こすことがあります。極端まで行ってしまったのが、私たちのファナであり、私たちの患者さんなんだけれど。その病変には、一気に分裂病の世界に突入する前、軽い程度の「現実感覚の異常」というものがあります。私が医者になりたての頃には、非常にこのテーマがもてはやされていたんです。分裂病の初期に見られる障害について、たくさんペーパーを書いた人もいるし、中には優れた作品もある。「離人感」「非現実感」。あるいは「デジャ・ビュ」などの類です。

離人感

離人感というのはとても説明しにくいんですが、はっきりといろんなものが見えているし、動いているものも分かっているし、私は私なんだけれど、どうもこの世界と自分との間には膜がかかっている。いわゆる膜ではないんだけれども、なんだかカーテンがかかっているみたいな、あるいは、夢の中のような、見慣れない、親しみのないものに見えてしまう、というような体験です。これは若くてちょっと鋭敏な男の子や女の子はみんななりますが、こういう形で病気が始まってくることというのも、実はよくあるんですね。

私は高校の頃に、かなりこの離人体験に悩まされました。中学や小学校の頃にも一、二度はあったんだけども、中学校ではデジャ・ビュがたまにあった。だけれども思春期になる頃から離人感というものが、かなり嫌な感じとしてあった。後でいろいろと、何故ああなったのかと考えました。「どうやっていいのか分からない」、つまり今までのやり方が通用しないような状況にさらされると、どうも離人感というものは起きたな、と後になって分かりました。

その「後」というのがいつなのかというと、三〇年以上経って県庁というところに入れられまして、主幹という席に座らせられて、役人をやらされた時です。ここで、ごく軽い離人感がありました。それで「あれ？」と思ったんです。参ったな、こりゃあわしも限界かな、と思ったんだけど、その時にまた「あ、これは灘高に行った時によくあったな」と。それからもう一回反転して、あの時と今の状況というのは、えらく似ているなとも思った。

それまで麻布中学というウルトラ自由な学校、特異的に自由を尊重する学校[4]にいたわけです。私のＤＮＡの中にはあの学校のＤＮＡが今でも生きているから、つい人を自由にしたがるんだけれども。その自由な学校からウルトラ受験校に放り込まれた。僕には二人先輩がいて、一人は翌日東京へ逃げ帰ったという。もう一人は半年間学校へ出てこないで、六甲山に登っていた。だからお前は三人目だ、と後で聞きましたけどね。『車輪の下』どころじゃない。その上、はじめての関西文化ですから、カルチャーショックもある。言葉も通じない。そういうふうに、これまでやっていたものがそのままツーッと行かず、やることなすことうまくいかない場面で私は離人感に陥った。それまでやり慣れて来たやり方が通じない、「どうしたらいいんだ」という目に遭わされると、離人感というのが出て来るらしい。あれに比べれば県庁のこれは大したことないや、と思った途端に気が楽になった。だから離人感もなかなか大事なことであります。

こういう現象が何故起きるのかということですが、僕はいまだに離人感のメカニズムというものがよく分からないんです。デジャ・ビュのメカニズムは何となく分かってきたような気がするんだけれども。

クオリア

離人感を新しい言葉でいうと、クオリアの喪失です。

現実、現実感などを論じる時に避けて通れないのがクオリア問題です。我が国では、茂木健一郎氏が『脳とクオリア』（日経サイエンス社、一九九七年）で論じたのがまとまった議論の始めです。私の記憶では、エーデルマンという分子生物学から脳研究に転じたノーベル賞学者の『Bright air, Brilliant Fire』[5]で見たのが最初でした。エーデルマン氏は「意識問題を考えるときに、ある前提的想定（アサンプション）を置かざるを得ないが、論議の前にどういう想定をしているかを明瞭に書き出してから始めなければならない」とした上で、1・物理学的想定、2・進化論的想定、3・クオリア想定を挙げています。そうしてご丁寧にも、第3のクオリア問題は「トリッキーだ」と書いています。

クオリアとは何か？ これを説明するだけでも結構大変です。よく言われるのは、赤い薔薇の花の「赤さ」で、あなた個人が感じる実感的な質感である。それから挽きたてのコーヒーの香りの実感である。質的なそれらしさで、しかも個人的体験としてしか意識できないから、これを論じる時に「本当に同じ現象を話しているの？」ということになる。エーデルマン氏も「物理学的な話の時にはクオリアを消去して話す」と書いています。「一瞥したところ、完全に客観的または因果論的説明を阻むかのようで、完全に絶望的か？」と書いていますが、「私はそうは思わない」ということで議論を進めています。詳しくは訳書を読んでみて下さい。

私がここに居て、音楽を聴いている。そこに感じられる「他ならぬ私がまさに音楽を聴いていて、心地よく時が流れている」という実感は脳のどこがどういう具合に作ってるのか？これに解答がないかぎり、脳―心問題は片づかない。というので、知的大冒険に乗り出したのが茂木氏です。私は大いに期待して待っていることにします。

当面の話題としては離人感、つまり一種の現実感喪失症のことです。これは別の言葉で言えばクオリアが消えてしまった状態です。私自身の離人感体験でも、いま思うと確かに「ありありとした実在感、言わなくてもわかるようなピンと来る感じ」が世界からなくなったという感じです。最初は目の前の世界からそういうものが失われたように感じ、次いでこんどは自分もいつもの自分ではないような奇妙な感覚に襲われたものです。さらに言葉を換えれば、生々躍動感がない、自分も十分には生きてない感じです。

海浜シンポジウムで講義に来て下さった池田清彦先生は『生命の形式――同一性と時間』（哲学書房、二〇〇二年）でこの問題を別の視点から論じています。「生き生きした」とか「生々躍動感」とか、私が語った言葉に代わって、「時間を生成する」という表現が使われています。この話は直感的に、クオリア的には分かるんですが、正確に理解しているかどうか怪しいので深追いしないで、興味のある人のための紹介にとどめます。

頭脳優秀な人々が世界中で考え中のようなので、クオリアとは何か、どうやって作られるのかについて今ここで仮説を出すのは私の手には負えません。しかし、病理的な現象でクオリアが喪《うしな》われるのがどんな時かは、言えそうです。病人の場合でも自身の体験でも、「この先どうしたらいいのか、分からない」「過去の体験で現在を解釈できない」、それゆえ次の目先に迫った行動の仕方が分からない時に発生するようだ。意識的な行動の計画を作成することが、なんとなく難しい、「あれ、どうやるんだっけ?」というような一種の難局に差し掛かった時に発生する、たとえて言えば霧がかかってきたような状態です。後のほうでまた話しますが、運動的な世界の絵の作製が危なくなっている時の症状ではないかと思います。

頭の良い人がなる全健忘

心因性の全健忘というものがあります。ちゃんと普通にやっているくせに、ある時間を覚えていない、というやつですね。私が大学に入っていた頃に浪人して京都大学を狙っていた、すごく頭の良い友人がいた。今は数学の教授をやっているけれども、私とは非常に仲が良くて。……まあそれはどうでもいいんですが、とにかくすごく頭が良い人です。それからごく最近、私の知り合いでとっても頭の良い人で、名前を言えばみんながよく知っている先生がこれになったんです。私の友だちで頭の良い人が二人ともなった。たぶん私はならないだろう、と思ってます。

全健忘になる人というのは、絶対に頭の良い人。で、どういうふうにしてなるのかというと、そういう奴は同時並行的にいろんな情報を処理して、ズーッといくつか複数のテーマを考えているからじゃないかと私は考えてます。つまり、それができる頭だということ。

その第一症例は、銭湯に行って帰ってきたのを覚えていないんです。第二症例の場合にも、スキーをやっている途中で、上がって風呂に入って帰ってきてから「あなた変よ」ということになった。明らかに全健忘なんです。僕はその場に立ち会って、すぐに全健忘だなと分かった。

だけども相手は大学者ですからね。ご自分で「一過性の脳虚血性発作だよ」とおっしゃるから、「そうかも知れませんね」と。だけども全健忘なんじゃないかなあと思ったんです。だけど、そこで「先生、それは心因性全健忘だよ」って言うとちょっと、まるで精神科のペイシェントみたいだから、気をつかっちゃってさ。そのうちに、一緒に酒を飲んだらフーッとして。「どうってことねえよ」って。

で、その全健忘になった人がね、それを使ってどこかで講演をしているんだよ。で、またその講演している内容を私は読んじゃった。「俺はこういう経験をした」と。先生は結論が早い人だから、「だから意識なんて大したことじゃない」って。意識なんて大したことじゃない、そんなもん、なくたっていいんだ、とまでは書いてなかったけど、読みようによってはそうも取れる。

ここで言われている意識は、多分「モニター・記録用意識」とでも呼べば適当な機能だろうと思います。運動的な世界の絵の作製の監視装置のようなものが不完全な世界図が提示されないように、モニターしていて、しかもそれが記憶のかたちで残るんじゃないか。慣熟した動作の組合せで、ほとんど自動化しているような行為については、この機能は多分休んでるんでしょう。だから、朝青龍がどうやって勝ったか聞かれたときに「流れだね、からだが自然に動いた」と素っ気ない返事をするんではないか。我々の日常動作でもいちいち覚えてないことはたくさんある、というよりその方が圧倒的に多い。

余計な回路はバイパスして重要な思考回路を高速回転しているのが頭の良い人。練習に次ぐ練習で「からだに覚えさせ」「身につけた」動作も多分同じメカニズムで、いちいち考えることなく遂行されるのでしょう。スポーツで、考え過ぎると動作停止に追い込まれる実例は後の方で出てきます。

話はそれだけではなくて、この現象は例えばカタトニー（緊張病性の緊張状態）での昏迷とか、他の精神疾患での憑依現象とか乖離状態とも縁がありそうだ、と実は私は思っています。つまり、意識的コントロールが過剰になり、それとともに監視機構が強力になり過ぎるとストップしてしまったり、監視的意識が常日頃強すぎて行動にぎこちなさを感じている人が、モニターを一時停止させて行動する。どの例でも、記録としての動作の記憶は残ってない。

意図作製機能は、酷使しない方が良さそうです。

「現実」がない人は「現在」もない

前々から気になっていることですが、日本語の「現実」と西欧語での「リアリティー」は同じなのかという疑いを持っています。「リアル」に、「本当に存在する」または「本当にそのものである」という二通りの解釈があることは、論理学などでよく語られます。「そこに確かに猫が実在している」と、「そこにいるのは間違いなく猫である」と、「ある」と「である」の差。そういう差異を論じる時には、リアル（古典ギリシャではレアール）は、「である」の方だった、というのはハイデガー氏の発見です。

　それらの議論と、日本語で「現実」という言葉で語っているのが同じなのか？　私は違うような気がします。現実には現在という語の構成要素である「現」というのが入っている。現に——目の前に——今、ある、というニュアンスは「現実」という語にはともなっているけど、リアリティーにはともなってないんじゃないか、と感じる。重要なのは、実は「現在」ではないのか、というのが私の考えで、これには二つの根拠があります。

　一つは、患者と私の間の関係に感じる現実感の乏しさです。幻覚妄想状態で、現実的な会話ができない、いつまでたっても同じテーマの繰り返しで前進しない、どうも彼や彼女と私は「現実」を共有してないんじゃないか？　こういう体験は精神科医なら誰でも経験します。これをもって、さまざまに命名して病気の症状とするのはいとも簡単ですが、それでいいのかな、ともう一歩踏み込んで考えると、このとき私と彼らとは、「現在」を共有してないんじゃないかと思うようになりました。

「アメリカにいる恋人に早く電話させて下さい」（ニコニコ）
「それより、あなたご飯食べたの？」
「そんなことは、どうでもいいでしょ、電話が先よ」（ニコニコ）

「お金はどうするの？」
「コレクト・コールって知らないの？」（ニコニコ）
「あなた、学校はどうするのよ、退院してから？」
「いいのいいの、彼が迎えに来てくれるから、アメリカの東部の女子大に入るの」（ますます、ニコニコ）

というわけで、肝心のことは何一つ話題にも上りません。
極端な例では、入院して間もない人で消耗しきって飲食もままならない状態。

「エー、お食事を……」
「それどころじゃないわよ！　あたしの頭の中で二億人の人が叫んでんのよーっ！」

前の例ではマボロシの未来が、後の例では過去からの声が邪魔をして、現在の成立を妨げているると見えます。前者のマボロシは中味は未来的であっても、その作成にかかわる状況はこの人の過去の体験です。後者の幻聴が過去からの声であることは、少し説明を要します。聴覚領の（ニューロンの）自動発火が生じて制御がきかなくなった、発火が次の発火を呼んでますます燃えさかった状態です。その現象が生じているのは確かに今、この時です。しかし、ニューロン発火を声であると認識することは、学習の産物です。学習といっておかしければ発達途上に自然に身に付いたものです。まして、それを二億人の声と解釈するに至っては、過去の経験と学習なしには発言できない観念の産物です。妄想的な体験一般についても話は同じで、「今この時を大事にしましょう」「現在に集中しましょう」という幻覚や妄想は、長年この商売をやっていて聞いたことも見たこともない。

幻覚妄想状態とは、人間が過去に完全に支配されて、現在に生きることから閉ざされた状態です。現在が成立していなかったりその基盤が脆弱であれば、私とあなたの間をつなぐものはないに等しい。それを通じてやったり取ったりの情報交換もできないから、双方が共有する現実の確認もできない。現在の喪失は、ある意味で共通の現実からの逸脱よりも深刻で重大な事態のように思います。

現在を失い時間を見失うことを「これ以上大きな不幸というものはない」と喝破《かっぱ》したのは吉田健一氏です。氏の『時間』[6]は、この傑出した文学者の最後の著作ですが、私はずいぶんこの書物に助けられました。現在を喪《うしな》う悲惨というのは、実は戦後日本の「進歩的文化人」の悲惨である、と吉田氏が笑っているのです。この「現在を見失う悲劇」は、個人の精神病理にのみとどまるものではなく、世界史上の人類の愚行を導いた、その時々の病理にも関係するのではないかと、私は考えています。過去の被害を持ち出して、現在の戦争の理由にするのは、ありふれた現象であったし、今もそうです。ヒト脳のクセかも知れません。

精神科医として強調したいのは、この現在とは、ボーッとしていれば自然に得られる状態ではなくて、脳が苦労して作っているものだということです。気を許せば、脳はあらぬ方へ彷徨《さまよ》ってしまう、未来への憧憬にか、過去への怨恨にか。そうして現在がお留守になって、人の言うことも聞けなくなる。どうも、精神分裂病だけに限ったことでもなさそうです。

意識とは――ニューロンの発火

精神医学というものは、常に「意識とは何か」ということを問い続けてきたわけです。と同時に、この前にもお話しした「自己とは何か」ということも問うている。両方がくっつくと「自己意識の変容」なんて、あっという間に術語がいくつもできます。

じゃあ、意識というのはどのようにしてできるのか、ということをちょっと考えてみます。この図（無意識的準備から意識的行動への概念的模式図）は私が作ったものですが、もとはリベという人がだいぶ前に書いた有名な論文[7]です。

この論文は実証された学説としてほぼ認められています。

どういう実験か。指か手関節を素早く屈曲させるという簡単な動作をしてもらいます。動作を指定する他は、被験者になんの指示もしません。いつその動作を実行するかは完全に被験者の自発意志に委されていて、やりかけて止めてしまってもいい。もう一つの指示は、動作をしようと決心した時間を思い出して報告してもらうことで、この時間は視野にある時計様の回転する針の指す数字を記憶することで得られる。時間軸の基準となる時刻は、動かす筋肉の筋電図で得る。A点がそれで、そこからマイナス何秒かで実験時間の測定がされる。

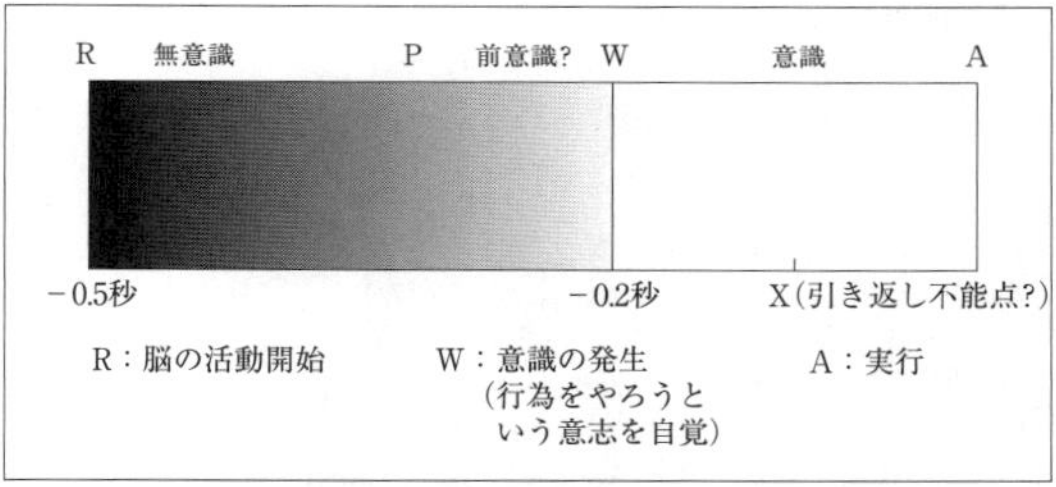

行為に伴う意識の発生に関するモデル
（リベの論文を筆者流にモデル化したもの。X点は原論文にはない）

実験中は脳波が記録されます。実行した時間は上記筋電図で得られ、実行しようという気持ちが最も強まって、行為を決意した時間のニューロン発火の記録が脳波に導出される。その結果を図示します。

その結果分かったことは、実行しようとする決心をするよりも前に、ニューロン発火が発生しているという事実です（R点）。その時は実際に指か手関節かが動く時点（A点）よりも約〇・五秒前、実行しようという意図がはっきり自覚される時点（W点）が約〇・二秒前でした。

つまり、彼や彼女がこれをやろうと考え実行する経過の中に無意識的なプロセスがあるわけです。実験者は脳波を観察しているから、R点でニューロン発火が起きていることが分かっている。しかし、被験者はそれを感じてない、つまり本人が無自覚なままで脳は活動開始してますよ、という事実です。W点ではじめて意識的な意図が発生する。

そこから先は運動領野へ刺激が伝達されて実行の運びとなる。図の黒白濃淡は意識の程度を表すために私が書き加えたものです。「前意識？」としてあるのは、フロイトが言った前意識というのを当てはめればこの辺か、という意味。

“NO”のコントロール

意識するのがW点とすると、R〜Wは無意識です。フロイト流の抑圧された観念が無意識になるというのとは違うけれど、精神活動がニューロン発火という現象として生じているのに、意識的な内省の対象としては存在しない。認知的無意識とも言います。この無意識の認知過程で発火しているニューロンによる、潜在的活動電位（ポテンシャル）を「準備（レディネス）ポテンシャル」と言います。それが意識されるのが実行行為の約〇・二秒前。フロイト先生が言った前意識はP〜Wのあたりでしょうか。

さらに興味深いのは、Wを越えた後での、行為の意志的コントロールは、止めるというネガティブ・コントロールしかないという点です。図中X点は、私がそうではないかと考えた引き返し不能点です。ネガティブ・コントロールだけなら、たぶんこういうことが起きるだろう。一定の時間より手前でないと止められないで、行為まで行っちゃうのではないか。

やるかやらぬかのコントロールはストップ・コントロールだけ。放っておけばやっちゃうという選択しかない。それもある点を越すとストップできずに行為まで行っちゃう。論文では「ヴェトー」によるコントロールとあります。ソビエト連邦当時の外相グロムイコ氏が安保理でさんざん使った拒否権もヴェトーと言いました。だから、もしもあなたが意志を働かそうとするのならば、「ノー」の意志しかない。つまり、ネガティブ・コントロール。否定です。だから、意志を働かせるということは、何かをやる、やり続けるという、プラスの意志というのは、極端なことを言うなら、ないんじゃないか、という議論がされた。ちょっとした騒ぎになったのは、だったら人間の自由意志とは何か、という話にまで発展したためらしい。

確かに、マラソンを走り抜く人は意志の強い人です。あれは、走り続ける意志が強いのか、走るのをやめない、始めたことをやめない、という……否定の否定というか、「やめるということへのノー！」という意志なのか。人間の「意志」というものをこういう細かいレベル、いわば行為の一単位にまで還元してしまうと、〝NO〟だけ、否定一色になるんじゃないか、とこの論文で感じました。

これは、脳の基本的作動原理は抑制だという学説ともつながりそうです。疲弊するとそれが働いて、危ないとなるととにかく「ノー！」だ。人間の行動のコントロールというのは、〝NO〟しかなさそうだ。

とすると、多分ここで出てきてしまうのが、我々の患者さんたちの「ネガティヴィズム（拒絶症）」というもの。どういうことかというと、すべての意志的行為を拒否する。動かない、食べない、喋らない、意志的動作ではないけど、眠らない。ファナと同じです。まず〝NO〟である。〝NO〟しかないんだ。人間の意志ベースというのは、〝NO〟なんじゃないか。だからファナも同じことをしていたんだろうと、私は思います。

植物人間の「意識」

ここで発生している「意識」は、運動に関する意識です。でも、R～Wは意識できていない。で、明らかにWで意識が発生しています。「運動するかしないかということを決める」という課題を与えられた時に、明らかに意識が発生している。だけれど、それ以前にもニューロンは発火している。

「意識って何？」というのは、私にはこれだけのものなんじゃないかな、という気がします。つまり、運動的なものだと。なんらかの運動というものを構成しようとしている。非常に単純なことだけれども、これをやろうかやるまいか、と考えている時に発生してくるのが、実は意識ではないか。別にそれほど上等なものじゃない。確かにそれは全健忘の先生が言う通り大したものではないかもしれない。

では意識障害とは何か、と言った時に、神経学的にはいろいろありますよね。一つはご承知の通り「グラスゴー・コーマ・スケール」[8]、「三-三-九度分類」[9]ってやつだ。あれは要するに、明かりがだんだん暗くなるという話です。スライダック（変圧器）で明かりが暗くなるように意識が暗くなっていって、最後には真っ暗けになる。ビジランス、ないし覚醒度、アウェアネスの障害。強く頭を叩かれれば、みんな引っくり返る、その気絶の程度。

ところがですね、私の病院の近くに自動車事故対策センター千葉療護センターというものがあって、いわゆる「植物状態」といわれる病状の患者さんを治す施設です。そこの所長で脳外科のH先生という人がいます。私の高校の先輩で、千葉大精神医学教室の先輩でもある。当時、精神医学教室に脳外科班があって、入局したての頃は新弟子としてそこでしごかれた。その、私にとっては怖い大先生が、病院が近いせいもあって、ちょくちょく電話をくれました。そういうなかで「お前、意識っていうのはどんなものだ？」とご下問があった。「意識っていうと、三段階あるやつじゃないの？　最後はコーマになって、寝ちゃったりするでしょう」「いや、そういうことは聞いてないんだ」って。「だってそう教えたじゃないか。脳外科の先生なんだから。意識障害はこういうものだ、と僕に教えたぞ」と言ったら、「いや、そうではない。それは明るさとかアウェアネスだ」「何が言いたいねん！」

……要するに、植物状態の人というのは意識がないと思いますね？　目を開けないんだから。口も開けないんだから。ところが目が覚めた人がいるんですと。その人は、視力は回復しなかったんだけれども目が覚めたと。どうも、ずーっと前から意識が戻っていたらしい。看護学の実習生たちのレポートでは「無動・無反応で植物状態の典型例を勉強した」なんて記録されている患者です。その時すでに外の世界の認識はできていたらしい、ということになる。かなり回復してから聞いたところだと、「誰それナースはご飯を食べさせるのが上手だから好きだ。だからあの人には返事をしたんだ」。「だけども誰それはダメだから返事をしなかったんだ」と。――こういうことだったんですね。

私「ということは、かなり前から目が覚めていたということかな?」、H先生「そういう意味では覚めていたんだと思う」というわけです。私が最初に答えた意識混濁という意味での意識障害からは、もしかするととっくに覚めていたのかもしれない。じゃあ、なんで動かないんだよ、という話です。だから「動かなくさせる」という、そこでの意識のありよう。その場合に障害されている意識というものを、お前はどう考えるか、という難問をぶつけてきたわけです。それで俺も悔しいから、「そんなことを言ったって、そういう昏睡に至る意識混濁の人は、それがずっと続くんじゃないの」と言った。そうしたら彼は、「そんなんじゃない」と言うんです。H先生は、そんなことはあり得ないと。

脳の組織は復活する

マグーン[10]の「上行性網様体賦活系[11]」というものがあり、脳の中で脳を覚めさせておく機構です。顔をひっぱたいたりすると目が覚めるのはその上行賦活系が賦活するせい。そのシステムというものがものすごく強力なものだから、脳に打撃を与えたって、ちょん切ったたって、絶対再生する、というんです。原理的にも臨床の実際でもそうだと彼は言います。「いっぱい切ってきたから分かっているんだね」と言ったら「そうだ」って言ってました。覚醒度、つまり意識の明るさを保つ機構は、よほど脳の損傷が強くなければ、その系は復活する、という説です。それなのに自発運動をしないのはなぜだ——。ここではこれ以上深入りできませんが、当時H先生が私に言ったのは、H先生のドイツの先生は大脳皮質帯状回の損傷が関係するだろうと説明してたということでした。最近精神分裂病患者の脳でも、この部位が注目されているようです。

この話と、うちの分裂病性昏迷の患者、全然動けない患者は、似ています。うちの患者も動かない、放っておけば褥瘡《じょくそう》ができちゃう。動くことはできない、目は動かない、返事もしない。フアナも動けなくなりましたね。現実からの情報はちゃんと入っているくせに、どうすればいいのか分かっているくせに、大事なポイントのところでだけ目を覚まして——。それは何かを振り絞ってやったんだと思うんだけれど。できなくなっているのが、外界の現実の認識ではなくて、運動だということになる。意識というのはかなり運動的なものであると思います。

私は、運動的なもの、動くということと切り離して、意識とは何かということを考えるのは、まったくの不毛ではないかと、この頃思っています。

意識は、必ず何物かに関する意識として発生する

「意識の志向性」という言葉があります。これはインテンショナリティーといって、哲学上では非常に重要な概念です。ブレンターノという人が言ったんです。弟子はフッサールという、かの有名な人。この「意識の志向性」という概念が、ものすごく分からない。何回読んでもね。後で聞いたら、あれは翻訳が悪いんだ、って。やっぱりなあと思ったけれど。日本の哲学辞書を読んでみて下さい。絶対に分からない。二行目で分からなくなる。

ところが、英語の辞書の『The Oxford Companion to The Mind』っていう私の認知科学のアンチョコにそのインテンショナリティーについてなんと書いてあるのかというと、アバウトネス（aboutness）だって言うんです。このアバウトネスは、「いい加減」という意味じゃないですよ。アバウトなんとか、例えば〝about terrorism〟とか、〝about Japanese army〟とか、「～に関する」「～についての」という意味のアバウトネス。だから、「インテンショナリティーとは『～について性』だ」、と一行で片づけてあるんです。一行で！　早く教えてくれ、と思いました。

つまり、ブレンターノは「意識というものは、必ず何物かに関する意識として生じるよ」と言っただけの話らしいんです。

『オクスフォード・コンパニオン』には、「しかしながら、あなたが意図的にある行為を行おうとする時の意味でのインテンション、日本語で言うところの『意図』ではありません

よ」と書いてある。「意図的な行為」という場合に使う、そういう意味ではない、と書いてあります。「何物かに関すること性」を〝intentionality〟、ただし「何かをしようと企んである意図を持っている」という意味とは違うんだから、気を付けなよ、と書いてある。私は大いに気を付けたけれど、やっぱりこのアバウトネスっていうものが何に関するものなのかと言えば、「行動」に関することだとしか思えない。

もっと言えば、行動計画に関わることで、さっきの図で言えば、行為を準備する活動性というものがあって、最終的にここで行動になる。脳は行動の準備活動をしている。あらゆる行動について、あることをやる事前に活動し始めていて、まさに「あのリンゴをとってやろう」「あの女を口説いてやろう」「あの会社を乗っ取ってやろう」ということに関する意識――つまり意識というものは、そういうものだろうと、私は思ってますが、今のところ実証できない。つまり、行動なり運動なりの脳内準備活動なしに意識は発生しうるのか？　そんなものがないんだったら、二〇〇〇年も三〇〇〇年も「意識とは何か」って考えてきたのはやめた方がいいんじゃないか、と私は思っています。

「読む」という言葉

「考える」ということの一つの表現として、「読む」という言葉があります。私はこれを、「意味を読む」のと「先を読む」のと、二つあると思う。

一つは「意味を読む」ということ。新聞を読むのも、意味を読んでいる。だけど、例えば「風を読む」というのは字を読むわけではない。これを言って「字が書いてない」って怒る奴を石頭のリテラリスト（字義通り主義者）っていうんだけれど、分からない人がいるんです、これが。なんで読むんだ、と怒る人がいるんです。「字なんか書いてないじゃないか！」って怒る。普通の人ですよ。

それから、「潮を読む」。ヨット乗りはこう言います。つまり、これだけでは何の話をしているのか分からない。何のためにこの人は読んでいるのか。これは、例えば私が天気予報屋であるとして、「予報する」というコンテクスト、つまり行動関連文脈の中に置かないと何のことか分からなくなる。あるいは私がヨットに乗っていて、もっと行こうか、それともそろそろ引き返そうかと考えている。そのために先を読みたいので、今起きていることの中に先の情報が含まれていやしないか、あるんじゃないか、ということで「風を読」んだり「潮を読」んだり「意味を読」んだりする。そこに生じている意味を読むということには、予知や予測という文脈がないと、意味をなさない。

例えば森の中を歩いていて、葉っぱやあるいは枝が折れている。それから、何だかゴソゴソとしているとします。素人だったら、我々だったらどうってことはないと思います。しかしそれが練達の猟師で、熊でも追いかけていたら、この先に何かがある、と。あるいはネイティブ・アメリカンの追跡者みたいに人を追いかけている時には、そういう非常に細かいサインを見落とさずに、そこに何か意味を見出すと思うんです。だけれどもその意味が生じるのは、文脈があるからですね。これから先、この歩いていく先、空間的時間的先にあることを読もうとする、という意味で、これは「先を読む」ということ。

つまり一つ目の「意味を読む」と、二つ目の「先を読む」ということがあります。

例えば、「盤面を読む」。将棋指しや碁打ちが盤面を読む。この場合、「差し手を読む」と言います。時には「時代を読む」。嫌な奴は「時流ばかり読」んでいる。時流を読んでは時流に乗ろうとする、自称精神科医の評論家というのもいっぱいいます。これはまさに、先を読もうとしている。行動的予測のコンテクストの中では、「意味を読む」というのと「先を読む」というのは、実は同じことだ。私にはやっぱり、考えるというのは、この先どうしようか、これからどうしようか、ということを読んで読んで、読み切ることだと思えます。そのために、頭というのはあるんだと思います。

デクステリティ

ほぼファイナルに近付いてきたわけですが。最初の出題は「統合とは何か」ということでしたね。「統合失調」って言うのだから、統合されていないものを言え、と。何が統合されたら正常って言うんだよ、それを答えてくれよ、と言いました。最終的には答えるであろうと言いましたけれども、怪しくなってきましたが。少なくとも、知情意ではない。知情意を統合するものでは、ありません。

ここで回答だけ出しちゃうと、「行動を準備するという形で現実を作っていく」、つまりある行動を予測し、それに対応する計画的な絵図面を作る。それが可能なように、脳の中を統合することだ。それができなくなっているのが、多分統合失調症だろう。簡単に言ってしまえば、僕の考えはそういうことです。

もうちょっと丁寧に言います。この間、佐々木正人先生が私に翻訳の『デクステリティ　巧みさとその発達』（ベルンシュタイン・著）[13]っていう本を渡してくれました。今あまり時間がないので全部は読んでいないんですが、パラパラッとめくっただけですが、これは本当にすごい本ですね。僕は、恐らくこの中に分裂病のパソロジー（病理）とか治し方がかなり入っていると思う。ただ、ベルンシュタインさんは相当古い時代の人です。スターリン賞をもらったのにルイセンコの悪口を言ってアカデミーを追放されたという勇敢な人ですから、なかなかそう簡単には利用できないかも知れないけれど。

この前佐々木さんが、靴下を履くリハビリテーションの話をしましたよね。自分でもやると分かるけれども、短いソックスを立ったままで履くのはなかなかね、相当「やるぞ」と決心しないとできません。気が付くとどこかに倚《よ》りかかったりしています。あれは靴下の口を開ける、というのが第一運動、そして、それに足を近づける、それで差し入れる、そして引き上げる、と、四つになっている。四つでもって、いわば靴下を履くという行為は成立していると。デクステリティというのは行為の巧みさ、巧緻性《こうちせい》を言う概念なんだけれど、それが完成の域に達すると、香川京子さんの靴下の履き方になるんだろう、と前の方で言いました。

行為の準備

ところが僕らの患者の、治りかけの時のあのたどたどしさ、あれは何ですか。まったく、デクステリティの逆というか。デクステリティがぶっ壊れてしまった。たどたどしくて、時間ばかり掛かって。それですぐ途中で放り出すし、面倒くさくなるし、次第にいら立ってきて、傍にいる人を殴ったりする。佐々木先生が見せてくれたのは、まさに脳の損傷で観念失行の状態の人のリハビリだから、そのままストレートに分裂病と対比することはできませんが、なるべく巧みな運動を作るために、脳内に準備状態を作ることが必要だろうということは同じだろう。幼稚園児ではまだお座りして履いていますから、その後長年かけてできるようになっていくんでしょう。

いかに巧みに美しく靴下を履くか、そのために脳の前のあたりでもって設計する。行為を設計する。「行為を準備する構造」と、前頭前野の研究家のフスターははっきりそう言っています。その意識的プランをそのまま実行しても巧緻性にはならないで、ひどくぎこちない動作になるでしょう。そうなってゆくには、練習の積み重ねによる習熟と、さらにそれが無意識のうちにも身体が動くという域にまで達しないと本物とは言えない。朝青龍関が「身体が自然に動いた。流れだよ」と言っているような状態です。

その域に達する第一段階として脳内での準備活動がある。まさに一歩一歩の修練の第一歩です。この準備をするのに、メモリーの協力がいります。どんな行動を設計するにしても、さっき言った「読む」……風を読んで、この風は強くなるのか弱くなるのか、北から南に変わるのか。あるいは潮を読んで、今はこっちを向いて流れているけれども間もなくあちらを向くのか、と。その時に、風と潮の向きは一致するのかしないのか、練達のデクステリティを持った船頭の頭には入っているわけです。メモリーとして。そういったきちんとした情報を脳が順次出していってくれないと、船は難破する。行動は挫折するし、貫徹しない。エネルギーばかり掛かってしまう。

女王様は三ヵ月お風呂に入っておられません。周りのことはちゃんと見て聞こえているんだけれども、現実からの情報は「入る」（インプット）という意味では入っているんだけれど、女王様はこの半年は床に座ったままでご飯を食べて、そのまま寝ています。たぶん、その時には目を開けて眠っているんじゃないかと思います、そういうことになる。だけれど、そこで変なのは、行為ができないというだけなんです。

データをメモリーに出させて、巧緻な行動のための計画を作るその時に、脳に余計な発火をされたら困るわけです。間違い情報、類似情報を出されたら、設計図作成係としては非常に邪魔であろう。「俺の欲しい情報だけ出せ」「違うんじゃないの、そうじゃないよ」と恐らくものすごいスピードでやったりとったりしているんでしょう。

書物によれば、この余計な発火（妨害刺激）の制御の仕方というのは「発生してから止める」なんていうものではなくて、「発生させない」。ピシャッと止めてしまうぐらいの強力なレギュレーションを、前頭前野がやっていると書いてある。四六野周辺がそれをやっている。四六野の周辺が行動の構造を作り、実行命令を出す。その時、前頭前野の下面がメモリー、あるいは情動とか、意味とか、そういう中枢に対して強力な支配をして、コントロールをしている、と言われています。

脳は変化についていく

時々刻々に我々はなぜ運動するのかといえば、「世は常ならず」だからです。明日になればみんなひとつ年を取っちゃって、世の中は変わる。我々の生きている時間が、時々刻々変わっていく中で、行動の構造を作らなければならない。その時にできる、世界についての絵図面というか、私が見ている世界、あなたが見ている世界、そういうふうに見たり聞いたり、その中で自分が何をしようとしているのかということがくっきりと浮かび上がるようなものを持つということが、それが現実である。それがリアリティーというものなんじゃないかな、と思います。

だから、脳が作っている現実だという意味は、外の世界を受動的に見て「ここがこうなっているな」「世界地図だな」と思うことでは、決してないんです。あなたが、「次は何をしようか」と考える時に、――今まさに私はそれをやっていますが、何を喋ろうか考えているわけです。次にどういうふうに行動を組み立てて行って、時々刻々の変遷についていくか、という仕事に必要な、次々に創造している世界の絵、それが現実だろうと思います。

以上で、一応私の講義を終わりますが、ただこの「リアリティー」とか「現実」について、これは精神分裂病の臨床場面という側面で切り取った、一つのアスペクトだろうと思うので。たぶん、もっと別のアスペクトもあるのだろうと思います。

制御機構はどう働くか

こういう整理の仕方をすると、必ず「お前の言う大脳皮質前頭前野による脳内制御が、脳ひいては人間の精神活動のセントラル・レギュレーション・システムだと、そう言いたいんだな？」という反応が出ます。やっぱり中心制御だ、ホムンクルス説の再来だ、と思う人が出てくるので、さらに補説します。

私は「セントラル制御機構がある」なんてことを、一言も言っていない。「制御機構があって……」という話では「ない」話をしているんです。「制御機構がある」と思っている人は、やっぱり「正気の素がある」と思っている人です。大脳皮質前頭前野はたしかに制御するでしょう。前頭野の下面が炎症を起こしたりしたら、とっても変な精神症状を出します。

だからといって、制御の設計図があるわけじゃない。設計図的なものがあるのは、運動野以下のレベルの話です。だから「制御」と言っても、一つの行動計画を作る時に、それに応じて制御機構が働く、というだけの話です。ユニヴァーサル設計図があるわけではない。生得的な設計図があって、ある場面にはこう対応しようとするコントロール・センターがあるわけではありません。

その都度《つど》変わるわけでしょう。その都度変わるけれども、基本的な部品としては、やっぱりメモリーがなければ困るし。そのメモリーがちゃんと働いてくれなければ困る。だけれど、それはあくまでも「正常であれ」という形での制御ではない、ということです。「ある行動を組み立てる」という圧力が掛かった時にピタッと正常化するような、そういう制御です。

要するに運動的なものだ、と。行動っていう言葉は「行動療法」っていう変な言葉があるからあまり使いたくないんですが、人間が動くということにすべてが掛かっているんであって、「人間が瞑想して世界を見れば正しく見えるはずだ」というものじゃない。コンテクストが変われば世界の見方は変わる。そのコンテクストというのは、人間が生きていくために、あえて言えば前進する、というか時間の中で前に進まなければならないという切ない境涯のことでしょう。進まないと、明日のオマンマが食べられなくて飢えて死ぬ。当然、予測だとか予知だとかという話がそこで入ってくる。それを読めるか読めないかが生死の問題になって来ます。

だから患者がおかしいのは、別に世界の認識の仕方がおかしいんじゃない。ファナはちゃんと分かっていた。だけど、できなかった。動けないから、恐らくじっとしてエネルギーを溜めておいて、大事な時にだけウウン！　とやったんでしょう。我々の患者にも似たようなところが大いにありますね。

何ができなくなっているのか

それで、私がはじめから言い続けているのは、はたから見ておかしいことをあげつらうことではなくて、「ファナはどういう不具合で困っていたのか、ということに焦点を当てよ」ということです。ファナは、「これができたらいいな」と思っていたに違いない。我々の患者と同じように。どうもこれが、「こういうことをやりたいんだけれどもこうなっちゃうんだよね」ということを感じていたに違いない。言葉にならなくても。

いつかも言いましたけれども、「分からなくなるのよ」って。「話ができなくなるのよ」「頭の中で推敲ができないのよ！」――病気になってから一〇年目にして、ようやくそんなことを言ってくれる。そういうことはすごく大事なことなので、私の講義に出た人は、ぜひ患者さんが持っているディスアビリティーという意味で、「何ができなくなっているの？」

という問いかけを抱いて下さい。――「普通にお話ができなくなっているのよ」じゃないの。「みんなと同じように目を合わせて話せないのよ」なんていうのは、ダメです。

そんなことは、ファナだって分かっていたんだから。それでも、ある状況を理解して、自分の生存と尊厳のためにこうできたらいいんだけどなあ、と思っているうちに靄《もや》がかかってきて、ふーっと消えちゃうということだと思うんです。そこのところを摑んであげなくてはいけません。

映画は、「愛の狂気」というテーマで塗り尽くされていて、それはそれでけっこうなのですが、前述のような本物の狂気の話ではないようです。本物は、やはり映画やお芝居にはなりにくいでしょう。だけど、人間の真実のありさまを示すという意味で本当にドラマティックなのは、精神病を病みつつ戦ったリアルなファナの方ではないかと、私は感じています。

脳に最後に残されたもの

ファナは分かっているけどできなかった。仕方がないから、自分の意志の発現法として拒否を使うしかなかった。『女王ファナ』に、こういう現象への周りの人々の評価がこう書かれています。「女王様は署名ができないという症状をお持ちです」と。我が子カルロスにスペインの統治権を譲らせたい人々が困ってしまい、口頭での意志表明でよいことにします。

署名ができない症状じゃなくて、それ以外の意志表明手段が病によって奪われたから、人間にとってつまりは脳にとって、究極的で基本的な意志発動である「ノー」を使った、ということじゃないでしょうか。なぜ究極的かといえば、それだけは人間の意志表現の手段として、最後まで保たれているという意味です。基本的であるのは、脳の根本的な作動原理が抑制であることに加えて、運動・行為の意志的制御に「イエス」がなくて「ノー」しかないという事情によります。

普通、言語で意志を表明する時、ヒトは頭の中で、言語を組み立て、操り、それなりに整った言明を準備します。発話という行為のみならず、意図的な行為では全て同じような準備的活動性があるものと見てよいだろうと私は考えます。ファナができなくなっていたのも、それから今もたくさんの病人が苦しんでいるのも、たぶんこの脳機能の不全にかなりの部分で責任があるのじゃなかろうか？　というのが、私がこの講義で話してきたことの要約になります。全てのタイプの精神分裂病または統合失調症にこの考え方が当てはまるとまでは、断定できませんが。

普通人との連続性

本講義のなかでは、主に実際の病人の、また歴史上の人物を素材として語って来ましたが、ここでちょっと視点を変えて、これらの現象が病気にのみ現れるものなのか、という問いを発してみたい。なかでも「(やろうと思っていたことの) 記憶が分からなくなる」「インクが薄れるように、消えかけてしまう」「買い物ができない」「瞬間的な記憶が消える」「(発病した時に）一瞬頭が白くなって、その後のことは分からない」等々、患者さんたちが病気から立ち直ったり立ち直りかけの時期に語ってくれた実例を述べました。

こういう陳述について聞いたり読んだりすると、かならず「実は私も……」と、きわめて健康な普通人から心配そうな顔で相談されます。「あなたのは物忘れ、加齢による記銘力減退などでまったく心配はない」とお答えしています。だから、以下に述べるのは、そういう種類の心配を読者にさせるためではありません。

精神分裂病あるいは統合失調症の症状ということになると、世間一般の常識的な理解からも、精神医学の歴史的背景からも、普通の心理からは隔絶しクッキリした異質性を示すものと理解されています。別の言葉で言えば、「程度の問題」ではないゼロか1かの問題であるという理解です。病気の内部においても、病気の外（正常心理）の現象とのつながりにおいても、グラデーション（連続的段階的な色調・濃淡の変化）はないものとされています。だからこそ、「精神」の病気、我々とは違う領域に入ってしまった人々であると。

本書の冒頭でも述べたように、私は分裂病をただの病気にしたいと願っているものです。程度問題のない病気というのは、他の領域では非常に稀であるか、多分存在しないのではないでしょうか？　現代最大の恐怖シンボルである癌でさえ、悪性度によって段階的分類がされています。それに最近の研究では、健康体の中でも癌細胞が発現と消滅を繰り返していて、それが一方向的に進行しないようなレギュレーションがうまくいかなくなった時に、発症するのだという説明がされています。

疾病といえども生命現象です。生命現象とは変化現象のことで、そうである以上、観察はある時点で時間を止めて行われる。そうであれば、観察している事象があるグラデーションをともなって記載されるのが自然なことになります。精神現象も生物学的原理で説明できるはずだから、精神病現象にだってグラデーションがあるのが当然で、それを不連続で断絶的にとらえているのは、もしかすると精神というものを生命的、生物的あえていえば肉体的なものの産物とは見ないという西欧哲学の思弁を受け継いでいるせいかも知れません。このあたりの事情を考察するのは、この講義の範囲を超えた議論を要するのでここまでにして、ごく最近私が気付いた、分裂病における行為の停止状態とよく似た現象についての話題に転じます。

ゴルフ脳の恐怖？

「イップス」、「ゴルフの好きな人は、この言葉をきっとご存じでしょう。

私はゴルフを全然やりません。特別の理由はなく、機会がなかっただけで、この競技に偏見はありません。時々テレビで眺めては「やっときゃ良かった」と思う程度の関心はあります。だから、この部分を読んで、ゴルファーと精神病患者を一緒にしたなどと怒らないように、読者のうちのゴルファー諸氏にあらかじめお断りしておきます。

私がこのイップスなる単語を聞いたのは、ある知人からの相談です。「先生、イップスって知ってる？」「エ、なにそれ？」という会話から始まって、なんとかこの窮状からのがれられないか、精神科医としてのアドヴァイスをせよ、さもないと次のコンペで飯代を取られてしまう、という話です。その症状がとても興味があったのと、ナントカせよという依頼に応えるべく、インターネット検索でイップスを引いてみました。ないだろうと思っていたんですが、ありました。それもドンピシャリ『イップスの科学』[14]という精神科医の書いた書物です。

この本の裏表紙によると「『イップス』とは、練習では何でもない短いパットが、緊張のあまり震えて打てなくなる、あるいは筋肉が痙攣してカツンと強く打ってしまい、ボールがカップをはるかにオーバーしてしまうことをいう。また広い意味では、アプローチ、バンカー、アイアン、ドライバーにいたるまで、緊張のあまり身体が固くなってうまく打てなくなることをいう」、ということです。

私の相談者は、ドライバー（と言うんでしょうね）を振り上げたところで腕が止まってしまって下りない、という症状でした。私が彼の話を聞いて興味を持ったのは、動きが止まってしまう現象ならなんでもアンテナを張っていたせいです。「イップス？　止まっちゃう？　固まっちゃう……ア!!」というところでしょうか。

さらに聞くと、ゴルフというのはかなり特異なスポーツだということが分かって来ました。ゴルファーじゃないから違っていたらご免なさい。球を打つ前のゴルファーの頭の中は、球の軌跡を前もって予測し「コースのあそこの上空を飛んで、その先の木のところで心持ち曲がって、そこからこう行って……グリーンのあの辺に落とす」とメンタル・イメージを描く作業で一杯になるらしい。その上でその軌跡を飛ばすべく自らの諸筋肉を調整することに集中する。人によっては前日から考えて来る。日頃の練習もほぼその線に沿って反復修練されている。考えに考えぬいて、集中に集中をかさねて――打つ――はずなんですが、振り上げたところで腕が止まる。打とうとすればするほど、筋緊張が高まってくる。焦るほどに腕に力が入って、しまいには痙攣状に震えが来る。やむを得ずそのショットをいったん断念してやり直すときには、もう息も絶え絶えなくらいに疲れ切っている。

というのが、私がその人から聞いたあらましで、そのとき私の頭の中では「アリャー、似とるわい」とひらめいたわけ。相談している人はアマチュアですから、たかがゴルフといってもまあすむけれど、プロでも大変高名なゴルファーがその先のキャリアをこのために断念した例が少なくないそうですから、話は結構深刻です。前述の田辺先生の書物にはたくさんの実例が載っています。私に相談した人は「なんとかして、脳を騙してやろうとするんですが、いったんそこに入ったらダメですね」と、実に適切なコメントをしてくれました。「鼻歌でも歌いながらやったら?」「とっくにやりましたよ!」。騙したい脳はモニター脳でしょうね。

ここに起きていることは、計画―実行系の途絶による行為不能、それによる精神的緊張と筋肉の過緊張という一連の事態で、しかもこの行為しようとしている目的は、未来の支配です。だから、これは分裂病の緊張病症候群と同じだなんてバカなことを言おうというのではありません。私が言いたいのは、日常の普通の暮らしのなかにでも、病人が苦しんでいるのと似た現象が顔を出す、程度はごく軽いにしても、ということです。現在の動作を、未来の計画成就という目的に従属させて極度に集中する結果、いわば現在が麻痺してしまうような印象です。多分大脳皮質前頭前野の中枢実行系はフル稼働で出力一杯になってるんじゃないでしょうか。そこでストンと止まっちゃう……んじゃなかろうか？　ゴルフのショットのための運動筋肉の調整は、拮抗する筋肉群の隅々までの調整でしょうから、あまりに意識的なコントロールをしようとするのにはムリがあるのかも知れないとも考えます。

未来に関するメンタル・イメージの作成とその実行のための訓練、ということであれば、現代社会であんなにもゴルフを好む人々が多いということ、それからビジネスマンや政治家が非常に好むという現象の説明がつくような気もします。私は前著『脳と人間』で「大脳皮質前頭前野は戦争脳だ」と書きましたが、戦争とまで行かなくても相当な競争、それもメンタルな競争を強いるところが、スポーツとしてはかなり特異であると言った理由です。もしかすると、若い少年少女の方が向いているスポーツかもしれませんね。無邪気な方が良いスコアになりそうです。

他には？

この、行為が分からなくなって瞬時止まってしまうという現象は、実際にはずいぶん経験しているだろうと思います。以前はあまり使わなかった「頭が真っ白になる」とか「固まっちゃう」という言葉が普通に使われて通じているという事実は、時代と共にこの現象が誰にも身近になって来たことを示すのかも知れません。私やナースたちが病棟の中で、「あの患者さん固まっちゃうのよ」と言ったり、患者さんに「その時、頭が白くならなかった？」と尋ねたりすることは、以前はそれほどありふれたことではありませんでした。それほどには、私たちの感度が良くなかったせいでしょうが。その後を追うように、世間でもこういう表現が増えだしたということは、何を示しているのか、ちょっと気になります。

類似体験をもう一つだけ挙げておきます。これは、自験例つまり私が体験していることで、しかも相当に怖いものです。首都高速道路を運転しながら考えごとをしていました。ハッと気が付くと一瞬どこにいるのか、まったく見たことのないインターチェンジが目の前に迫っていました。それこそ、頭の中はマッシロ。すぐに、今何をしているのか思い出したので、それ以上のパニックにはなりませんでしたが、恐怖感は大変なもので、それに呑まれていたら事故になったろうと思います。行為に関する文脈が一瞬失われ、現在の認識が不可能になり、ついで行為のコントロールも危うくなったと解釈できそうです。

まとめのまとめ、大団円

ヒトにとっての現実とは、運動行為を脳内で準備するときに発生する世界の絵（リプリゼンテーション）である。その準備活動に従事する責任部位は大脳皮質前頭前野の四六野を中心とする部位で、準備（計画）作成のために、この部位が脳内の他部署を強力に統制して、世界の意味づけやそこで行おうとしている行動の持つ意味、社会的コンテクストその他の重要な情報をメモリーから調達する。

行動計画を作成する機能が統合機能であり、これが不適切だったりバラバラであったりすると、合理的行動はできなくなる。その統合不全状態を特徴とする病気という意味では、「精神分裂病」を「統合失調症」と呼ぶことに、大きな誤りはない。

あとがき

筆者はあと三ヵ月くらいで、千葉県精神科医療センターを定年退職する。一九年以上にわたって、急性期精神病の人々の救急診療に携わってきた。その実践のインサイド・リポートは野村進さんが『救急精神病棟』（講談社、二〇〇三年）として描いてくれた。この間、私の前を七三〇〇件の救急入院患者が通過していった。すべて重症の精神病である。

臨床医の力量を決めるのがなによりも経験であることは、精神科と他科に違いはない。いかにたくさんの病人を診たかが、すべてに優先する。

一般に精神科医は、その所属によって異なるとはいえ、他科に較べて生涯で診る患者の数は多くない。この領域で外来診療所が繁盛するようになったのはごく近年のことで、その前は精神病院に勤務しないと食べてはいけなかった。その精神病院がもっぱら収容と隔離の用にのみ奉仕していた時代には、精神科医の前を患者群が通り過ぎることはなくて、じっと動かない何十人かを診るのがせいぜいだったから、数千のオーダーで目の前を通り過ぎるというのは、極めて幸運な状況だったと言える。クレペリンも千数百の患者を実に丁寧に診たという。コンラートも西部戦線の軍医としてたくさんの患者の治療に当たった。日本でも人知れずたくさんの患者の診療に当たった精神科医がいないはずがないが、あまり報告を聞かない。

二一世紀になって、もう五年経ったが、この病気に曙光は射さないのだろうか。暁闇《ぎょうあん》から薄明かりくらいは見え、ものの輪郭が見えてきたというところだろう。その輪郭とは、三つくらいの現象が見え始めたことを指す。一つは脳研究の進歩であり、一つはそれと同行して前進している薬物の効果であり、もう一つは精神科医療、特に病院医療の改善である。私がやって来た精神科救急医療も近年ようやく経済的な裏打ちを得て、相当伸びそうな勢いである。この三つがそれぞれ別個のものとしてではなく、互いに結びついて研究と臨床を進めて行くなら、事態は大いに変わる。それこそ、精神医学のあけぼのになるだろう。ここで「研究と臨床」と書いたが、これが統合され一つの営為になって行かなければ、再び闇夜に戻るだろう。今は、研究者にとっても臨床家にとっても実にクリティカルな時期だと、私は思っている。

「はじめに」でも書いた通り、この講義は私の一九年あまりの、右のような日本では比較的まれであろうと思われる恵まれた条件での経験をまとめておこうとしたものである。少なくともここまでは言える、という統合失調症または精神分裂病に関する私が見た真実を伝えておきたい、という願望に付き合って下さる人々がいたから、まとめることができた。

海浜シンポジウムに参加して下さった皆さんに感謝します。こういう本のかたちにまとまるのを手伝って下さった、講談社の林辺光慶さんと井上威朗さんのご尽力に深謝します。それから、不幸にも患者というアイデンティティでしかお会いできなかった同時代の人々、その苦闘に敬意を捧げます。

計見一雄

二〇〇四年一一月

学術文庫版あとがき

この講義を上梓してから一二年ほど経ってしまった。いまになっても、このテーマで書き直したり加えたりすることは、さほど多くはなさそうな気がする。この間、「脳科学」「脳科学者」を自称する発言が増えたが、重大なブレイクスルーがあったようにも見えない。その中で、アントニオ・ダマシオ『無意識の脳　自己意識の脳』（田中三彦訳、講談社、二〇〇四年）は、だいぶ遅れて読んだものの、ある種のブレイクスルーが感じられた。何故かと言うと、この領域の脳と人間の精神活動の関連を研究したものの多くが、脳における情報処理、言い換えれば計算機としての脳、もっと言えば知性の座たる脳についての研究や考察だけであったのが、この書物で初めて「情動・感情」の重要性、主要性に探求の焦点を当てたように読めたからである。

私の精神分裂病論でも、衝動的なものへの論究は不十分であったという思いがある。感情とか情動とかをヒトの精神活動のうちでは低位にあるものと見る謬見に、私も知らずにとらわれていたのかもしれない。私の脳の老化の程度がそれを許せば、精神病状態における情動のありさまを探ってみてもいいかと考えている。

もう一つ、ごく最近目にしたアーティクルで面白かったのがこれである。

Christine Montross, M.D., Hard Time or Hospital Treatment? Mental Illness and the Criminal Justice System, The New England Journal of Medicine Vol. 375 No.15, October 13, 2016, pp.1407-1409

この記事は、私の精神科医としての生涯が閻魔様の法廷で裁かれるときに、有力な弁護側証言として採用を上申したいものである。こういう事態が起きちゃ困るから「精神科救急病院」なるものを本邦で初めて作ったんだ、などと言ってみたい。だがしかし、この国を覆う雲行きの怪しさを思うと、「手遅れにならなきゃいいが」とも感じられる。

筆者は精神科病院の集中治療ユニットに働く精神科医で、病院でも刑務所でも精神障害者の診療経験を有している。司法施設での仕事は犯罪者の裁判能力の判定である。その経験から得た同医師の見解は以下のようなものである。

一九七〇年代から八〇年代にかけての州立精神病院群の閉鎖の結果、精神障害者の矯正施設（刑務所）への収容が常態化し、その結果、州刑務所は推定三五万六〇〇〇人の重度精神障害者を収容し、その一方、州立精神病院で治療されている重度精神障害者数は三万五〇〇〇人にすぎないという。これを指して、筆者は公的精神病院の消滅を示す荒々しい証拠だと述べている（参考までに、わが国の精神障害者で精神病院に収容されている人の数は約三〇万人で微減しつつある)。

精神科治療を受けられるだけの余裕のある人々は精神科救急~急性期治療で適切な診断・治療に導入されるが、街で警察に保護された人々が身体救急の窓口に搬入されても、ほとんどがそのまま街の通りに帰され、そこでさらに精神運動興奮状態を悪化させて、ますます身体救急の手には負えなくなって、警察としては次善の策として拘置所~刑務所に収容するしか手がなくなる。それでも食・住は提供されるから路上よりましとの判断であろうと、ここは警察にも同情した評価である。

そうは言っても、犯罪者処罰のシステムに、精神科救急のような治療的配慮の行き届いた隔離室や鎮静手段を手早く施行することは望むべくもない。かえって、恐怖感を増強し、精神病症状を悪化させて、攻撃性を増強させてしまう。保護房ははだかの部屋で、自傷・自殺予防のため何も入れてない。ブランケットどころか衣服もない。精神科医療関係者は手薄だから滅多に診てはもらえない。

この小論文でも、著者はこれら二つの、つまり医療と矯正に特化した施設の双方に入り、そこに収容された人々を診たが、どちらも同じような人々だったと記している。

精神医学的にはほぼ同様の症状、被害妄想による恐怖感に由来する暴力行為を呈した二人の患者、一方は矯正施設へ、一方は精神科救急医療を経由して社会内適応プログラムへと導入されたケースが紹介されている。刑務所に入れられた患者は数年間出所できず、精神科救急経由の患者は二〜三週間で社会に戻っている。

この短いアーティクルの筆者は末尾を次のように結んでいる。

精神障害者が社会規範から外れるような症状を示したとき、彼らを治療がプライマリーな義務である場所へ連れて行くべきか、それとも治安を義務とするところへ行かせるべきか。私は患者の利益代弁者として、かかる決定の重大な帰結に関してハッキリ声を挙げなくてはならないと信じる。その帰結によっては、病める人々を悲劇的で不正な運命へとおとしめることになるのだから。

私が精神科医になったのは、今から五〇年以上前である。時代的に、アメリカその他の西欧諸国での精神科医療改善運動である、デインスティテューショナリズムの影響をもろに受けた世代である。日本では、この反収容主義的な思考は優勢にはならなかったが、私自身の職業的営為としては、若い頃に民間精神病院の病棟開放化をやり、その後千葉県に入って「千葉県精神科医療センター」なる日本最初の精神科救急病院を作って二〇年間運営したから、まあデインスティテューショナリゼーションの一派ではあるだろう。

ここでこの国の精神科医療状況を語るつもりはないが、一つの変化（たぶんよい方向への）として、新規入院した精神障害者の在院日数が顕著に減少していることは確かで、おそらく二〇〇日程度で大半が退院しているものと思われる。閉鎖病棟の人口が減少しつつあるということだが、これが治療の進歩や処遇の改善を示すものと言えるかどうかは、現代精神科医に問われるところであろう。

二〇一七年一月

著　者

注

第一回講義

1　『自然体のつくり方』斎藤孝、太郎次郎社、二〇〇一年

2　SST（Social Skills Training）

「社会生活技能訓練」や「生活技能訓練」などと呼ばれる。医療機関、社会復帰施設、作業所、矯正施設などで、対人関係が円滑に運べるよう、ロールプレイなどの訓練が行われている。

3　『ご冗談でしょう、ファインマンさん――ノーベル賞物理学者の自伝（全二巻）』大貫昌子・訳、岩波書店、一九八六年

4　「微笑みの原基」（コラム「とらうべ」所収）

「ほぼ自立した生活ができるようになった時期に患者の表情が奇妙に見えることがある。儚い、淡い、寄る辺のない、頼りない、空しいとでもいうような形容が可能な、弱々しい『笑いのようなもの』である。多少気味の悪い表情ともいえなくもない。古典的精神病理学はこれを指して『空笑』と名付けた。精神分裂病の立派な症状だというのである。

三〇年くらい精神科医をやってきて、いつの頃からかこういう先師の教えには背くことにした。あるとき、『この表情は、赤ん坊の笑いの原基と同じじゃないかな』と思いついてしまったのだ。

だとすると、これは笑いになりたがっている笑いだということになるので、当方も笑えばいいのではないかと考えた。そこで、そのいささか気味悪い顔に向かって、精一杯笑顔をつくって送って見た。

人が見てないところでやらないと、『ア、この先生ちょっとヘン』と思われる可能性のある行為だ。

結果は百発百中で、笑いが返ってきた。

その笑いは段々しっかりした笑顔に成長する。それだけではなくて、そういうふうにして笑い合った同士

の患者と私は、退院してから外来で顔を合わせてもすぐにニッコリする。ちょっと秘密めかした笑顔ではあるが。」

『助産婦雑誌』五〇巻五号、一九九六年五月

5 brute facts
佐々木正人『知性はどこに生まれるか』(講談社現代新書、一九九六年)による。

6 『砂の器』松本清張、光文社、一九六一年
現在は新潮文庫版が入手可能。一九七四年に映画化された際は全患協(全国ハンセン氏病患者協議会)が慎重な配慮を要請している。一九七七年、二〇〇四年にテレビドラマ化された。

7 ハンセン病患者宿泊拒否事件
二〇〇一年五月に熊本地裁で、らい予防法(一九九六年廃止)によるハンセン病患者の強制隔離において国の責任を認める判決が下され、国も控訴を断念した。ところが、その熊本県のホテル「アイレディース宮殿黒川温泉ホテル」において、二〇〇三年一一月、ハンセン病歴を理由に、国立ハンセン病療養所菊池恵楓園(けいふうえん)の入所者らの宿泊が拒否され社会問題化する。その後同ホテルは廃業し、経営トップも旅館業法違反により処分された。

8 横井清『下剋上の文化』(東京大学出版会、一九八〇年)、同『中世民衆の生活文化』(東京大学出版会、一九七五年)による。

9 『「隔離」という病い——近代日本の医療空間』武田徹、講談社選書メチエ、一九九七年

10 光田健輔(一八七六-一九六四)
生涯をハンセン病の研究・治療に費やし、一九五一年文化勲章受章。一方で患者の強制隔離・収容政策への道も開いた。

11 『小島の春』小川正子、長崎書店、一九三八年

昭和初頭にハンセン病患者隔離施設を巡回し検診した小川正子の記録として公刊。大ベストセラーとなり映画化もされ、そこに描かれた「らい病者」の悲惨な実態が国民に共有されたイメージとなる。

第二回講義

1　ジェネリック・セラピスト
「ジェネリック薬」というのは、後発医薬品のこと。ここは、それをもじった表現。

2　PSW (Psychiatric Social Worker)
精神科ソーシャルワーカー。一九五〇年代より精神科医療機関を中心に医療チームの一員として導入された専門職。日本では一九九七年に「精神保健福祉士」として国家資格になった。

3　ECT (Electroconvulsive Therapy)
通電療法。かつて患者に対して懲罰的に行われていた。現在、強い鬱状態などに対して使用されるが、健忘などの副作用もある。

4　「青の洞門」
菊池寛の小説『恩讐の彼方に』で有名な、禅海上人が三〇年かけて掘ったトンネル。大分県にある。

5　DSM (Diagnostic and Statistical Manual of Mental Disorders)
アメリカ精神医学会が発行している「精神障害の診断と統計マニュアル」のこと。現在は第五版なので、DSM－5となる。精神医学の世界で最も大きな影響力を持った診断基準。

6　PET (Positron Emission Tomography)
陽電子放射断層撮影装置。心臓や脳の様子を断層画像で捉え、診断する。現在では癌などの診断によく用いられる。

7　クロウ (Timothy John Crow)

精神分裂病の症状を「陽性症状（I型）」「陰性症状（II型）」に分類。I型の特徴として急性発症、向精神薬への反応性良好、ドパミン過活動（ドパミン受容体増加）の関与、II型の特徴として潜行性の発症、予後不良、向精神薬への反応不良、脳の基質的変化の関与を指摘した。

8　ウイング（J. K. Wing）
ブラウンとともにリハビリテーションにおける社会的条件を考察。主著『Institutionalism and Schizophrenia』（J. K. Wing and G. W. Brown, Cambridge University Press, 1970）。

9　クレペリン（Emil Kraepelin　一八五六-一九二六）
近代精神医学の父とされる。急性期の精神疾患を観察し、「早発性痴呆」と記述して「躁鬱病」と区別した。日本では「内田クレペリン検査」として名前が知られている。

10　ブロイラー（Eugen Bleuler　一八五七-一九三九）
クレペリンが確立した「早発性痴呆」の概念を批判的に継承し、「精神分裂病（Schizophrenia）」の名称を提唱した精神科医として知られている。また、フロイトの精神分析にも早くから理解を示し、弟子のユングをフロイトのもとに派遣している。主著『早発性痴呆または精神分裂病群』（飯田真ほか訳、医学書院、一九七四年）。

11　シュナイダー（Kurt Schneider　一八八七-一九六七）
精神分裂病の精神症状の分類を試みた。躁鬱病や非精神病性の精神障害から鑑別するのに役立つ症状を「一級症状」と呼び、それ自体では明確に診断できない症状を「二級症状」と呼んだ。

12　『肉中の哲学――肉体を具有したマインドが西洋の思考に挑戦する』G・レイコフ、M・ジョンソン・著、計見一雄・訳、哲学書房、二〇〇四年

13　「能力分担心理学《ファカルティー・サイコロジー》に関する民衆の理論」
1世界は物質的対象物の外的領域と、「メンタル・エンティティー」としてアイデア、知覚、感覚、そして

感情を包含するような内的でメンタルな領域で構成される。外的領域は「客観的」世界であり、内的領域は「主観的」世界である。

2内的なメンタルな領域はマインドという、少なくとも七人のメンバーをもった社会を含む、つまり「ファカルティー（分担能力）群」である。個々のファカルティーつまりマインドの個々の能力は、人物と概念化される。これらの人々の名前は、知覚、イマジネーション、感情、意志、理解、記憶そして理性である。

3それぞれのファカルティー人物は、特定のパーソナリティを持つ。そのパーソナリティの特徴によって、その人物はコモン・メタファーによってもう一段概念化される。例えば、順序正しく、信頼でき、熱情的でない人物は一つの機械と、一方野性的で落ち着かず予測困難な人物は野生動物や自然の力として、一般的に概念化される。

4知覚は順序正しくそしてほとんどは信頼できる。彼は受付にいるクラークのような人で、感覚印象を受動的に身体から受け取りそれらを他のファカルティーが働いている、一種の組み立てラインへと受け渡す仕事を日常的にこなしている。

5イマジネーションは典型的には信頼の置ける職人だが、思いがけない時に遊び好きでふざけ屋で、制御不能となることもできる。イマジネーションは知覚から得た感覚印象を受け、それらから外的世界をリプリゼントするイメージを構成する。正常では、これを日常的で几帳面なやり方でするが、時として中味を新奇なやり方でくっつけ、いかなる実在する事物にも対応しないような空想的イメージを形づくる。

6感情は無規律で気が変わりやすく時には制御不能となる。それはマインドの外か内側かに源泉を持つアイデアに「目覚めさせられ」得る。目覚めさせられた時、感情は意志に影響すべく力強く働くことができる。そのパーソナリティによって、感情は野生動物や自然の力としてさらにメタファー化される。

7理解は常に冷静で、醒め、予測可能で、制御され信頼できる。彼の仕事はジャッジとしての機能である。

彼はイマジネーションからイメージを受け取り、それらの内部構造を見るべく検査する。彼が一つのイメージの構造を一つの実在する概念に適合すると判断すれば、そのイメージをその概念に割り当てる。もし彼がそのイメージの構造は実在する概念に適合しないと判断すれば、彼はそのために新しい概念を形成する。特定のイメージを一般的概念へ個々に割り当てることは一つの命題であり、「判断」と呼ばれる。

8組立ラインは以下のように進行する。知覚が外部から感覚印象を受け取りそれをイマジネーションに渡す。イマジネーションはそれらを連結してイメージとし、理解へと渡す。理解はそれらのイメージがどのように概念に割り当てられるかを判定する。理解は、このようにして命題群（「判断群」）を作成し、それらを理性へと手渡す。

9理性は良い判断を持ち、クールで、制御され賢く、全く信頼が置け、そして手続きに忠実に従う。彼は立法者、判事そして管理者として行動する。理性は、なされるべきことの種類を決め、それらをなすに当たってのルールを規定する。彼は他のものがそれらのルールを適正に実行しているかどうかを判定する。彼はまた、理解から彼に利用可能となった情報を集め分析し、その情報を基礎としてなされるべきことを注意深く計算する。その後、彼は意志に命令する。

10記憶は普通は几帳面で信頼できると期待されているが、いつもそうとは限らない。メモリーは倉庫番として機能する。彼は知覚、イマジネーション、理解そして理性から物資を受け取り、それを将来の使用に向けて貯蔵しておく。彼はまた日々の行為の記録も保持している。彼は年中これらの対象物や記録を、他のファカルティーの用に供すべく提出するように年中呼ばれており、負担過重になりやすい。

11意志は、この社会の中で身体を行為に向けて動かすことの出来る、唯一の人である。何をなすべきかという命令を理性から受け、感情のプレッシャと懇願の影響下にあり、この感情は理性と葛藤を生じうる。意志は好きなように行動する自由を持つ、彼が十分強ければ。意志は理性の力に抵抗するほどにも強く、彼はそうするかしかないか選ぶであろう。意志は感情に抵抗できるほどにも強いかまたはそれほど強くないこともあろう。意志が強ければ強いほど彼は感情を克服する。感情と理性は、意志のコントロールをめぐって互いに争うのが普通である。もし、感情が勝利したら不幸なことである、なぜなら理性だけがその社会全体のための最善を知っているのだから。

（『肉中の哲学』より引用）

14　諏訪望「講演２　精神分裂病の症状構成――陰性および陽性症状をめぐって――」『精神神経学雑誌』八七巻一一号、七八七-七九八頁、一九八五年

第三回講義

1　浅田農産事件

二〇〇四年三月、「浅田農産」会長夫妻が鳥インフルエンザ感染の通報を遅らせ、その対応を記者会見において批判された後に自殺。

2　澤口俊之「前頭前野の動的オペレーティングシステム」『脳と生命と心――第一回養老孟司シンポジウム』養老孟司編、哲学書房、二〇〇〇年

3　フスター（Joaquim M. Fuster）

主著『The Prefrontal Cortex』（Raven Press, 1980）。

4　セレモン、ラキーチ論文

計見一雄『脳と人間』（三五館、一九九九年）二八四頁に引用。分裂病の脳室拡大（脳の萎縮）においてニューロンの減少はないことから、アルツハイマー病と分裂病は明確に異なることを立証。

「厖大な大多数のニューロンが無傷で残っていることは、精神病群での正常な細胞機能のリヴァイヴァルへの希望に光を与えるものだ。もし、皮質ニューロンが分裂病でも保全されているのなら、ニューロナル・プ

ロセスを再度作り直す（remodeling）治療方法が開発されるという可能性が、今はまだ遠いとはいえ、存在することになる。大人の哺乳動物の脳でニューロンの可塑性があるということの証拠が、ますます増大しつつあるという事実を考慮すれば。」

5　「ニューロピル（隙間）にある回路が弱くなっている」
回路部分を「軸索」と「樹状突起」と言う。普通「ニューロン」という場合はこれをも含むから、この記述は正確には「『ニューロン本体またはニューロン細胞体』の密度が増加している」と記すべきである。

6　グリア細胞
グリア細胞が支持・充塡組織だけの働きではなく、脳の活動に何らかの積極的機能を果たしている、という説が最近になって強まっている。

7　エイ（Henri Ey　一九〇〇-一九七七）
二〇世紀フランスを代表する精神科医。「器質力動論」を展開した。

8　器質力動論（organo-dynamisme）
中枢神経系の障害では、上位の神経支配の喪失による（主な）障害を「陰性症状」という（例は運動麻痺）。上位のコントロール喪失による（副次的な）下位中枢の暴走を「陽性症状」という（例は不随意運動）。

9　リハビリテーション
リハビリテーションは、〝RE-HABILITATION〟と書く。

〝RE-HABILITATE〟の中の〝HABILITATE〟は「〜ができるようにすること」「専門資格を与える」という意味。資格・能力・地位などの授権や公認をすること。〝RE-HABILITATION〟というのは、格下げや無資格の身分になった場合、あるいは財産・名誉などを失ってしまった場合に、法や議会の宣言によって復権させることをいう。これの実際の例は、スターリン時代に名誉を奪われた作家や芸術家の名誉回復。フランス革命で貴族や王様が土地や財産を没収されてイギリスへ逃げた。ナポレオンの失脚後で王政が復活して、海峡の向こうへ逃げていた貴族たちが旧領地へ戻ってきて復権した。これもリハビリテーションである。注目されるのは、リハビリテーションという言葉にもともと「身分回復」の意味があるということ。
アビリティーとは、『The Shorter Oxford English Dictionary』を引くと、〝capacity in an agent〟とある。「エージェント」を引くと、活動する人（物）である。エージェントの反対語は〝patient〟。「我慢強く平静な人」をペイシェントという。患者さんのことも「ペイシェント」と言う。その原義が「我慢強く、平静な人」なわけだ。

第四回講義

1　インスティテーショナル・ファクツ（制度的事実）
J・R・サール『言語行為』（坂本百大、土屋俊・訳、勁草書房、一九八六年）による。
2　『グラディーヴァ／妄想と夢』W・イェンゼン、S・フロイト・著、種村季弘・訳、作品社、一九九六年
3　グラディーバのレリーフ
ローマのバチカン美術館内のキアラモンティ美術館に展示されている。ローマ時代の作とされる。
4　振戦譫妄（Delirium tremens）
重篤なアルコール禁断症状。アルコールの摂取を止めたことで、身体が大きく震える動きをし（振戦）、錯覚や幻覚、時には興奮状態を伴う意識障害（譫妄）の状態となる。

第五回講義

1　ハルトマン（Heintz Hartmann　一八九四-一九七〇）
精神分析を深層心理学から発展させて、「自我心理学」の基礎を作った。

2　エリクソン (Erik Homburger Erikson　一九〇二－一九九四)
「アイデンティティ」概念の提唱者として広く知られる。

3　『水底の歌　柿本人麿論 (上・下)』梅原猛、新潮社、一九八一年

4　『社会史の証人――20世紀初期ランカシャの失われた世界』ウイリアム・ウッドラフ・著、原剛・訳、ミネルヴァ書房、一九九四年

5　『アンジェラの灰 (上・下)』フランク・マコート・著、土屋政雄・訳、新潮文庫、二〇〇四年

6　つぐら
『大辞林』の説明は、「藁 (わら) で編んだ器。飯櫃 (めしびつ) を保温のため入れたり、乳児を入れたりするもの。飯詰 (いづ) め。」とある。地方によりこの種の道具の呼び名は異なるようだ。

7　『大変貌　社会思想の大移動　一九三〇－一九六五』スチュアート・ヒューズ・著、荒川幾男・訳、みすず書房、一九七八年
ナチの迫害によってたくさんアメリカに渡った人たちの中で、ウィーン学団のハルトマンやエリクソンが紹介されている。

8　『ウィーン精神』W・M・ジョンストン・著、井上修一ほか・訳、みすず書房、一九八六年
これも、当時のウィーン学団やその周辺の人たちとは、どういう人たちだったのかということを書いている。エルンスト・マッハ協会あらためウィーン学団で、ハルトマンはかなり重要な位置にいたという。

9　『分裂病のはじまり　妄想のゲシュタルト分析の試み』クラウス・コンラート・著、山口直彦、安克昌、中井久夫・訳、岩崎学術出版社、一九九四年
旧訳として、『精神分裂病――その発動過程――妄想のゲシュタルト分析試論』吉永五郎・訳、医学書院、一九七三年

10　病跡学 (パトグラフィー)

芸術作品を分析して、作者の精神的な病について考察する手法。

第六回講義

1　佐々木正人（東京大学大学院教育学研究科・教育学部教授）
この講義に先立って、千葉県精神科医療センターで佐々木氏の講義が行われた（『レイアウトの法則』春秋社、二〇〇三年）。

2　行動療法（behaviour therapy）
学習によって態度変容および治療の実効をあげようとする心理療法。

3　『長山泰政先生著作集』精神科医療史研究会編、長山泰政先生著作集刊行会、一九九四年

第七回講義

1　エリアス・カネッティ『群衆と権力（上・下）』（岩田行一・訳、法政大学出版局、一九七一年）による。

2　フランクル（Viktor Emil Frankl　一九〇五-一九九七）
一九四六年『夜と霧』（原題 Ein Psychologe erlebt das Konzentrationslager）を上梓。全世界で六〇〇万部を売るベストセラーとなる。

3　『夜と霧　ドイツ強制収容所の体験記録』霜山徳爾・訳、みすず書房、一九五六年
現在は、みすず書房より霜山徳爾・訳と池田香代子・訳の二種が入手可能。

4　『Dictators in the Mirror of Medicine』(Anton Neumayr, Medi-ed Press, 1995)、『虚構のナチズム――「第三帝国」と表現文化』（池田浩士・著、人文書院、二〇〇四年）による。

5　『ウィーンの内部への旅――死に憑かれた都』（ゲルハルト・ロート・著、須永恒雄・訳、彩流社、二〇〇〇年）による。

6　脳梅
神経梅毒の俗称。梅毒菌による進行性脳炎。「進行麻痺」とも言う。
7　シュレーバー（Daniel Paul Schreber 一八四二－一九一一）
8　『シュレーバー回想録――ある神経病患者の手記』ダーニエール・パウル・シュレーバー・著、尾川浩、金関猛、石澤誠一・訳、平凡社、一九九一年
9　健康増進法
二〇〇三年施行。第二五条で、不特定多数の人が集まる施設の管理者は「受動喫煙を防止するために必要な措置を講ずるように努めなければならない」と規定され、交通機関や商店の多くが全面禁煙になった。

第八回講義

1　フェダーン（Paul Federn　一八七一－一九五〇）
フロイトの最も古い直弟子の一人。精神病は衝動の強さに対処できない自我の弱さの問題であると説き、「自我心理学」の先駆者となった。
2　『ＳＦ／ボディ・スナッチャー（Invasion of the Body Snathcers)』フィリップ・カウフマン監督、一九七八年
原作はジャック・フィニィ『盗まれた街』。一九五六年にも『ボディ・スナッチャー／恐怖の街』として映画化されている。
3　ＭＭＰＩ（Minnesota Multiphasic Personality Inventory）
一九四〇年に発表された「ミネソタ多面的人間性調査記録」。現在では性格検査の事実上の世界標準となっている。

第九回講義

1　堀田善衛（一九一八―一九九八）
『広場の孤独』で芥川賞受賞。詩人、作家。『聖者の行進』『ゴヤ』『若き日の詩人たちの肖像』『インドで考えたこと』『ラ・ロシュフーコー公爵伝説』など著書多数。

2　『バルセローナにて』堀田善衛、集英社、一九八九年

3　『女王フアナ』ホセ・ルイス・オライソラ・著、宮崎真紀・訳、角川文庫、二〇〇四年

4　『麻布中学と江原素六』（川又一英・著、新潮新書、二〇〇三年）による。

5　『Bright Air, Brilliant Fire』Basic Books, 1992（邦訳『脳から心へ』G・M・エーデルマン・著、金子隆芳・訳、新曜社、一九九五年）

6　『時間』吉田健一、講談社文芸文庫、一九九八年

7　Libet B. (1985) "Unconscious cerebral initiative and the role of conscious will in voluntary action", The Behavioral and Brain Science 8:529-566

8　グラスゴー・コーマ・スケール（GCS：Glasgow Coma Scale）
脳神経疾患領域の急性期から慢性期にかけて、意識レベルを調べるために用いられる診断分類。一九七〇年代にイギリスで開発された。開眼・言語・運動の機能別に分類されている。自発性が高いほど点が高く、合計一五点を満点（正常）として、三点であれば昏睡状態を意味する。

9　三―三―九度分類（JCS：Japan Coma Scale）
日本式の意識レベル判定方式。

10　マグーン（H. W. Magoun）
解剖学的ならびに神経生理学的知見に基づき、覚醒状態を保つための機構として上行性網様体賦活系を提唱し、中脳網様体から視床汎性投射系を介し、あるいは直接に大脳皮質に広汎に投射する系が覚醒状態を支え

ると考えた。

11　上行性網様体賦活系
体の各部からの感覚神経の入力は脳幹を上行するときに、大脳皮質に向かう主経路の他に、一部は脳幹網様体に伝えられる。網様体は視床に線維を送り、さらに視床から大脳皮質に広く感覚刺激を伝える。これによって大脳皮質は末梢から絶えず刺激を受けることになり、神経細胞の活動性が高められ、大脳皮質に活力を与え維持される。これを上行性網様体賦活系という。

12　ブレンターノ（Franz Brentano　一八三八－一九一七）
主著『経験的立場からの心理学』において、「意識の志向性」概念を提示し、フッサールの現象学に大きな影響を与えた。

13　『デクステリティ　巧みさとその発達』ニコライ・A・ベルンシュタイン・著、佐々木正人・監訳、工藤和俊・訳、金子書房、二〇〇三年

14　『イップスの科学』田辺規充、星和書店、二〇〇一年

本書の原本は、二〇〇四年に小社から刊行されました。

計見一雄（けんみ　かずお）

1939年東京生まれ。千葉大学医学部卒業。医学博士。千葉県精神科医療センターの設立に参画，現在名誉センター長。公徳会佐藤病院顧問。精神科救急医療という分野の開拓者で，日本精神科救急学会前理事長。訳書にレイコフ，ジョンソン『肉中の哲学』，著書に『インスティテューショナリズムを超えて』『脳と人間』ほか多数。

講談社学術文庫

定価はカバーに表示してあります。

統合失調症《とうごうしっちょうしょう》あるいは精神分裂病《せいしんぶんれつびょう》
精神医学《せいしんいがく》の虚実《きょじつ》

計見一雄《けんみかずお》

2017年３月10日　第１刷発行

発行者　鈴木　哲
発行所　株式会社講談社
東京都文京区音羽 2-12-21 〒112-8001
電話　編集（03）5395-3512
販売（03）5395-4415
業務（03）5395-3615
装　幀　蟹江征治
印　刷　株式会社廣済堂
製　本　株式会社国宝社
本文データ制作　講談社デジタル製作

ISBN978-4-06-292414-6

「講談社学術文庫」の刊行に当たって

これは、学術をポケットに入れることをモットーとして生まれた文庫である。学術は少年の心を養い、成年の心を満たす。その学術がポケットにはいる形で、万人のものになることは、生涯教育をうたう現代の理想である。

こうした考え方は、学術を巨大な城のように見る世間の常識に反するかもしれない。また、一部の人たちからは、学術の権威をおとすものと非難されるかもしれない。しかし、それはいずれも学術の新しい在り方を解しないものといわざるをえない。

学術は、まず魔術への挑戦から始まった。やがて、いわゆる常識をつぎつぎに改めていった。学術の権威は、幾百年、幾千年にわたる、苦しい戦いの成果である。こうしてきずきあげられた城が、一見して近づきがたいものにうつるのは、そのためである。しかし、学術の権威を、その形の上だけで判断してはならない。その生成のあとをかえりみれば、その根は常に人々の生活の中にあった。学術が大きな力たりうるのはそのためであって、生活をはなれた学術は、どこにもない。

開かれた社会といわれる現代にとって、これはまったく自明である。生活と学術との間に、もし距離があるとすれば、何をおいてもこれを埋めねばならない。もしこの距離が形の上の迷信からきているとすれば、その迷信をうち破らねばならぬ。

学術文庫は、内外の迷信を打破し、学術のために新しい天地をひらく意図をもって生まれた。文庫という小さい形と、学術という壮大な城とが、完全に両立するためには、なおいくらかの時を必要とするであろう。しかし、学術をポケットにした社会が、人間の生活にとってより豊かな社会であることは、たしかである。そうした社会の実現のために、文庫の世界に新しいジャンルを加えることができれば幸いである。

一九七六年六月　　野間省一

三浦國雄訳注
「朱子語類」抄
儒教・仏教・道教を統合した朱子学は、万物の原理を求め、縦横無尽に哲学を展開する。理とは？　気とは？　宇宙の一部である人間は、いかに善をなしうるのか？　近世以降の東アジアを支配した思想を読む。
1895

大塚健洋著
大川周明　ある復古革新主義者の思想
資本主義打倒を訴えていた学生が、日本精神に目覚めアジア主義へと展開する思想経路はいかなるものだったのか。また大東亜戦争の理論家として破局に向かう道行とは？「始末に困る」至誠の人の思想と生涯。
1936

加地伸行全訳注
論語　増補版
人間とは何か。溟濛の時代にあって、人はいかに生くべきか。儒教学の第一人者が『論語』の本質を読み切り、独自の解釈、達意の現代語訳を施す。漢字一字から検索できる「手がかり索引」を増補した決定新版！
1962

中沢新一著
純粋な自然の贈与
古式捕鯨の深層構造を探る「すばらしい日本捕鯨」、モースの思想的可能性を再発見する「新贈与論序説」などを収録。贈与の原理を経済や表現行為の土台に据え直し、近代の思考法と別の世界を切り開く未来の贈与価値論。
1970

前田英樹著・訳・編
沈黙するソシュール
言語＝ラングとは何か。この根源的な問いをたずさえて、ソシュールのテキストを精緻に読み解き、その思想の本質に迫る記念碑的力作。本書でわれわれは、ソシュールの思想の生の姿に立ち会うこととなる──。
1998

廣川洋一訳・解説
アリストテレス「哲学のすすめ」
大文字版
哲学とはなにか、なぜ哲学をするのか。西洋最大の哲学者の「公開著作」十九篇のうち唯一ほぼ復元された、哲学的に重要な著作を訳出、解説を付す。古代社会で広く読まれた、万学の祖による哲学入門が蘇る！
2039

森本公誠著（解説・池内 恵）

イブン＝ハルドゥーン

文明と王権はいかにして崩壊するのか、都会と田舎の格差はなぜ広がるのか、歴史の動因となる「連帯意識《アサビーヤ》」とは――。独自の「文明の学問」を拓いたアラブの思想家の波瀾の生涯と、代表作『歴史序説』の抄訳。

2053

荘子 内篇
福永光司著

中国が生んだ鬼才・荘子が遺した、無為自然を基とし人為を拒絶する思想とはなにか？ 荘子自身の手によるとされる「内篇」を、老荘思想研究の泰斗が実存主義的に解釈。荘子の思想の精髄に迫った古典的名著。

2058

オイディプスの謎
吉田敦彦著

人間の本性とは何か？ 苛烈な運命の下で人間はいかに生きるべきか？ ギリシャ悲劇の白眉『オイディプス王』『クロノスのオイディプス』でソポクレスは、人間には悲運を乗り越える高貴な魂が必要だと訴えた。

2060

フィロソフィア・ヤポニカ
中沢新一著（解説・鷲田清一）

一九二〇年代以降、西田幾多郎と日本的・独創的哲学＝「京都学派」を創造した田邊元。二〇世紀後半から展開する現代思想、ポスト構造主義、「野生の思考」、認知科学を先取りしていた田邊の豊潤な哲学に迫る！

2074

デカルト、ホッブズ、スピノザ 哲学する十七世紀
上野 修著

近代哲学の祖とされるデカルト、国家契約説をとなえたホッブズ、「神即自然」を主張したスピノザ。十七世紀、動乱期のヨーロッパを生きたゆえに魅力にあふれる三人の哲学者の思索を、鮮やかに浮き彫りにする。

2076

ハイデガー「存在と時間」入門
渡邊二郎編・岡本宏正・寺邑昭信・三冨 明・細川亮一著

二十世紀の思想界に衝撃と多大な影響を与え、現代哲学の源流として今なおその輝きを増しつづける〝現代の古典〟。その思索の核心と論点をわかりやすく整理し、解説しなおしたハイデガー哲学の決定版入門書。

2080

鷲田清一著
だれのための仕事 労働vs余暇を超えて

たのしい仕事もあればつらい遊びもある。仕事／遊び、労働／余暇という従来の二分法が意味を消失した現代社会にあって「働く」ことと「遊ぶ」ことのかかわりを探究し、人間活動の未来像を探る清新な労働論。

2087

ジャック・ラカン著／宮本忠雄・関　忠盛訳
二人であることの病 パラノイアと言語

フロイト精神分析を構造主義的に発展させ、二〇世紀の思想潮流にあって、確固たる地位を占めた著者が、一九三〇年代に発表した「症例エメ」他五篇の初期論文を収録。現代思想の巨人の出発点を探る必読書。

2089

土屋恵一郎著（解説・渡辺京二）
怪物ベンサム 快楽主義者の予言した社会

パノプチコン創案者の功利主義者という理解では、ベンサムの全体像は解からない。献体第一号、同性愛・高利擁護論者……。啓蒙時代の快楽主義思想家が描いた近代社会の設計図には驚きが満ちあふれている。

2092

伊藤博明著
ルネサンスの神秘思想

自然魔術、占星術、錬金術、数秘術、呪術的音楽、カバラ……。暗黒の中世を経て、甦った古代の神々と叡智。ルネサンスを「隠されたもの《オカルト》」も含め解読。異教の神々とキリスト教唯一神の抗争と対話とは？

2095

大澤真幸著
近代日本思想の肖像

なぜ近代日本思想の影響力の中心に、つねに文学があったのか。吉本隆明、柄谷行人、三島由紀夫、丸山眞男、夏目漱石……文学と哲学が交錯する地点で、日本思想の特質を再検証する、注目の社会学者の力作論考。

2099

加藤尚武編著
ヘーゲル「精神現象学」入門

哲学史上、最難解にして重要な一冊を、精緻な読解と解説で解き明かす。「絶対的な真理」を秘めた神話的な書物という虚妄のベールを剝いで立ち上がる、野心的な哲学像の実現に挑んだヘーゲルの苦闘の跡とは。

2109

丸山圭三郎著（解説・末永朱胤）
ソシュールを読む
コトバを手がかりに文化や社会の幻想性を解明・告発した〝近代言語学の父〟。その思想と方法はどのようなものか。構造主義や現代思想の潮流に多大な影響を与えた思想の射程と今日的な可能性が、あざやかに甦る。
2120

中村雄二郎著
知の百家言
先人たちの「知を愛する」営為の結晶である百の言葉を選び出し、その含蓄を引き出して紹介する。〈教養〉としての哲学ではなく、生きること＝思い考えることと直結するような「哲学」を提示する珠玉のエッセー集。
2124

長谷川　宏著
ことばへの道　言語意識の存在論
人は他者や共同体なくして生きていけない。ことばは、その人間存在の根本に関わっている。共同性、宗教性、芸術性、規範性……ことばと人間の本質を問い、哲学と詩を往還しつつ展開する根源的かつ鮮烈な思考！
2127

中島義道著
「私」の秘密　私はなぜ〈いま・ここ〉にいないのか
「私とは何か」と問う者こそが、「私というあり方」をする者である。過去と現在をつなぐ能力が「私」であると論じる哲学者の知の冒険。既存の哲学の焼き直しでなく、自身のことばで考え抜かれた清新な自我論。
2129

渡辺幹雄著
リチャード・ローティ＝ポストモダンの魔術師
真理とは、正義とは、存在とは、リベラルとは、現代にあっていかに語りうるか。分析哲学と大陸哲学双方に通じつつ「基礎としての哲学」の終焉を告げた挑発的なレトリックの背後にある思考を、体系的に読み切る！
2130

村上勝三著
デカルト形而上学の成立
書簡や小篇から「方法序説」、主著『省察』まで、精緻な読みであぶり出すデカルト哲学の本質。「私は実在する」とはどういうことか。神の実在証明とは。デカルトを「観念（イデア）」論として解読する力作。
2136

A・W・ムーア著／石村多門訳（解説・野矢茂樹）
無限　その哲学と数学
アリストテレスは無限は可能的には存在するが、現実的には存在しないと述べた。アキレスと亀のパラドクスからカント、ヘーゲル、カントールの衝撃、そしてヴィトゲンシュタインへ。無限の思想史を通観する名編。
2141

中村秀吉著
パラドックス　論理分析への招待
パラドックスとの格闘こそが、人間の思考を深め、鍛えてきた。「嘘つきのパラドックス」や「不意打ち試験のパラドックス」、「他人の心を知り得るか」など、古来の哲学的難問を「論理分析」を武器に解明する。
2144

新田義弘著（解説・田口　茂）
現象学
現象学——。経験のなかに知識の原理として機能する原型を探るこの思想を、フッサールの哲学を原テクストに則して問いなおし、現象学の基本的事象とその本質を解明する。斯界の泰斗の思索が結晶した珠玉の書。
2153

金森誠也訳（解説・三浦雅士）
カント「視霊者の夢」
霊界は空想家がでっち上げた楽園である——。同時代の神秘思想家スヴェーデンボリの「視霊現象」を徹底検証し、哲学者として人間の「霊魂」に対する見解を示す。『純粋理性批判』へのステップとなった重要著作。
2161

鷲田清一著（解説・佐々木幹郎）
京都の平熱　哲学者の都市案内
〈聖〉〈性〉〈学〉〈遊〉が入れ子となって都市の記憶を溜めこんだ路線、京都市バス二〇六番に乗った哲学者の視線は、生まれ育った街の陰と襞を追う——。「あっち」の世界への孔がいっぱいの「きょうと」のからくり。
2167

吉田公平著
王陽明「伝習録」を読む
心即理、知行合一、致良知。朱子学を批判的に継承し、実践的儒学として結実した陽明学。原典に語釈と現代語訳を施した原典に即し、良知心学が掲げる人間救済と理想の王国、聖人の道を説く、陽明学の精髄に迫る。
2172

哲学・思想・心理

道徳感情論
アダム・スミス著／高　哲男訳

『国富論』に並ぶスミスの必読書が、読みやすい訳文で登場！「共感」をもベースに、個人の心に「義務」「道徳」が確立される、新しい社会と人間のあり方を探り、「調和ある社会の原動力」を解明した必読書！

2176

ウィトゲンシュタインの講義 ケンブリッジ１９３２－１９３５年
アリス・アンブローズ編／野矢茂樹訳

規則はいかにしてゲームの中に入り込むのか。言語、意味、規則といった主要テーマを行きつ戻りつ考察。「言語ゲーム」論が熟していく中期から後期に到る、ウィトゲンシュタインの生々しい哲学の現場を読む。

2196

吉田松陰著作選 留魂録・幽囚録・回顧録
奈良本辰也著・訳

至誠にして動かざる者は未だ之れ有らざるなり――。幕末動乱の時代を至誠に生き、久坂玄瑞、高杉晋作、伊藤博文らの人材を世に送り出した、明治維新の精神的支柱と称される変革者の思想を、代表的著述に読む。

2202

フロイトとユング
小此木啓吾・河合隼雄著

二十世紀、人間存在の深層を探究した精神分析学界の二人の巨人。日本を代表する両派の第一人者が、みずからの学問的体験と豊かな個性をまじえつつ、巨星たちの思想と学問の全貌を語りつくした記念碑的対談。

2207

斜線 方法としての対角線の科学
ロジェ・カイヨワ著／中原好文訳

蝶の翅、岩石の文様、絵画、神話……。すべての現象を統べる原理はないのか。宗教学、人類学、動物学、鉱物学、数学、物理学……。広範な知見を統合し、「類推」と「想像」の力で世界に潜む構造を抉り出す試み。

2209

科学の解釈学
野家啓一著

そもそも科学とは万能なのか。科学への無批判の信奉と全否定をともに排除し、十九世紀以来の科学主義イデオロギーを解体、科学哲学の本来の課題「科学的理性批判」の回復を唱えた、第一人者による刺激的論考。

2210

木田　元著
マッハとニーチェ　世紀転換期思想史

十九世紀の物理学者マッハと古典文献学者ニーチェ。接点のない二人は同時期同じような世界像を持っていた。ニーチェの「遠近法的展望」とマッハの「現象」の世界とほぼ重なる。二十世紀思想の源泉を探る快著。

2266

鷲田清一著
〈弱さ〉のちから　ホスピタブルな光景

「そこに居てくれること」で救われるのは誰か？　看護、ダンスセラピー、グループホーム、小学校。ケアする側とされる側に起こる反転の意味を現場に追い、ケア関係の本質に迫る、臨床哲学の刺戟的なこころみ。

2267

コーラ・ダイアモンド編／大谷　弘・古田徹也訳
ウィトゲンシュタインの講義　数学の基礎篇　ケンブリッジ1939年

後期ウィトゲンシュタインの記念碑的著作『哲学探究』に至るまでの思考が展開された伝説の講義の記録。数を数えるとは。矛盾律とは。数学基礎論についての議論が言語、規則、命題等の彼の哲学の核心と響き合う。

2276

中島義道著
差別感情の哲学

差別とはいかなる人間的事態なのか。他者への否定的感情、その裏返しとしての自分への肯定的感情、そして「誠実性」の危うさの解明により見えてくる差別感情の本質。人間の「思考の怠惰」を哲学的に追究する。

2282

宇野邦一著
反歴史論

歴史を超える作品を創造する人間は、歴史に翻弄される存在でもある。その捩れた事実を出発点に、ニーチェ、ペギー、ジュネ、レヴィ＝ストロースなど、数多の思想家とともに展開される繊細にして大胆な思考。

2293

高橋哲哉著
デリダ　脱構築と正義

ロゴス中心主義によって排除・隠蔽された他者を根源的に「肯定」し、現前せぬ「正義」の到来を志向する「脱構築」の思想。散種、差延をはじめとする独創的な概念を子細に読み解き、現代思想の到達点を追究。

2296

野矢茂樹著（解説・野家啓一）
再発見　日本の哲学　大森荘蔵　哲学の見本
私に他人の痛みがわかるか？　自己と他者、物と心、時間などの根本問題を考え続けた「大森哲学」の全貌とは――。独自かつ強靱な思索の道筋を詳細に描き出す力作。哲学ってのはこうやるもんなんだ！
2309

小林敏明著
再発見　日本の哲学　廣松渉　近代の超克
物象化とは？　近代とは？　漢語を多用する独自の文体で多くの読者を魅了したその思想の本質とはなにか。左翼の理論的支柱となって戦後日本思想をリードした哲学者の精髄を、その高弟が明解に論じ、抉り出す。
2310

宮川敬之著
再発見　日本の哲学　和辻哲郎　人格から間柄へ
仏教研究、日本思想史研究から倫理学へ。多様かつ豊饒な思索を展開した和辻は青年の間に絶大な人気を誇った。多彩で稀有な思考は、どのように生成されたのか？　その本質を「人格」「間柄」をカギに解明する。
2311

熊野純彦著
再発見　日本の哲学　埴谷雄高　夢みるカント
小説のかたちで表現された、埴谷の哲学とは、どのようなものなのか。『死霊』の思考とカントの思考のかかわりを意識しつつ、この国の近代が生んだ枢要な哲学の問題として読み解いた珠玉の一冊。
2312

菅野覚明著
再発見　日本の哲学　吉本隆明　詩人の叡智
初期の詩「固有時との対話」に、吉本の思想の本質がすべて含まれていると著者はいう。初期の論考から主著、そして最晩年の思索にまで通底する思想の姿を一篇の詩から鮮やかに描ききった吉本論の決定版！
2313

加地伸行著
論語のこころ
『論語』はこう読み、こう教える！　大人から子どもまで万人に贈る入門書。仁と礼に基づく理想社会とは何か。人間の幸福とは何か。実践的な読み方と、その魅力の伝え方を中国哲学史研究の泰斗が平易に説く。
2320

保苅瑞穂著
モンテーニュ　よく生き、よく死ぬために
「もっとも美しい魂とは、もっとも多くの多様さと柔軟さをもった魂である」。モンテーニュは宗教戦争の時代にあって生と死の真実を刻んだ。名文家として知られる仏文学者が、その生涯と『エセー』の神髄を描く。
2322

木村　敏著（解説・野家啓一）
からだ・こころ・生命
精神病理学と哲学を往還する独創的思索の地平に「生命論」は拓かれた。こころはどこにあるのか？「からだ」と「こころ」はどう関係しあっているのか。「生きる」とは、そして「死」とは？　木村生命論の精髄。
2324

小泉義之著
ドゥルーズの哲学　生命・自然・未来のために
「反復」とはどういうことか？　ドゥルーズをファッションとしての現代思想から解き放ち、新しい哲学への衝迫として描ききった、記念碑的名著にして必読の入門書！『差異と反復』は、まずこれを読んでから。
2325

D・P・シュレーバー著／渡辺哲夫訳
ある神経病者の回想録
フロイト、ラカン、カネッティ、ドゥルーズ&ガタリなど知の巨人たちに衝撃を与え、二〇世紀思想に不可逆の影響を与えた稀代の書物。壮絶な記録を明快な日本語で伝える、第一級の精神科医による渾身の全訳！
2326

岸田　秀著
史的唯幻論で読む世界史
古代ギリシアは黒人文明であり、栄光のアーリア人は存在しなかった——。白人中心主義の歴史観が今なお世界を覆っている欺瞞と危うさを鮮やかに剔抉、その思想がいかにして成立・発展したかを大胆に描き出す。
2343

中島義道著
カントの時間論
物体の運動を可能にする客観的時間が、自我のあり方を決める時間であることをいかに精確に記述することができるのか……。『純粋理性批判』全体に浸透している時間構成に関するカントの深い思索を読み解く。
2362